中国「コロナ封じ」の虚実

デジタル監視は14億人を統制できるか

高口康太

ジャーナリスト・千葉大学客員准教授

748

中公新書ラクレ

はじめに

なぜ、中国は新型コロナウイルスに勝利できたのか？

と言うと、多くの方にお叱りを受けそうだ。

そもそも、パンデミックのきっかけを作ったのは中国ではないか、中国は本当に感染抑制に成功しているのか、情報を隠しているだけではないのか、今は一時的に成功したように見えてもこれから感染爆発があるのではないか……。

実際、こういう質問をぶつけられたことは何度もある。もちろん、中国がパーフェクトな対応を見せたというつもりはないし、今後も感染拡大を抑え込めると確信しているわけでもない（あるいは本書が出版されたタイミングですでに感染拡大が起きていて、書き出しの一文がマヌケなものとなっている可能性も大いにあるだろう）。

とはいえ、「勝利」とは何も中国共産党のプロパガンダとは言い切れない。新型コロナウイルス感染症の最初の流行地である湖北省で、公式発表で7万人近い感染者、おそらく実数としてはそれをはるかに上回る感染者を出しながらも、中国全体での流行を防ぎ、かつほとんど感染者がいない状況を本書執筆時点まで約2年近くにわたり継続していることは事実だからだ。

中国の封じ込めに疑いを持つ人がいる一方で、その手法を見習うべきだという人もいる。私権制限を含めた強制的な手段をとることで、いち早く日常を取り戻すことができるのであれば、日本も検討するべきではないのか。中国がデジタル監視国家によって強靭なコロナ対策を行っているのであれば、日本も見習うべきところがあるのではないか。デジタル敗戦が言われる日本から見ると、中国がまぶしく見えるというわけだ。

さまざまな見方が飛び交っているが、本書ではダボハゼのように結論に飛びつくことなく、中国がいかにしてコロナを封じ込めたのか、そしてその体制をどのように構築していったのかを検討したい。そのなかからは日本社会が見習うべきものから、そうではないものまで、さまざまなものが浮かび上がる。と、ぼんやりした言い方になってしまうが、それというのも「中国は○○でコロナに勝ちました」という、一つの要因では説明できないからだ。中国社会が抱えてきた課題とそれを解消する取り組み、その道のりの果てにコロナ対策がある。

そう、中国のコロナ対策を見ることは、中国の現代史を振り返ることに直結するテーマである。そして、同時に日本とは異なる形で現代社会の問題を解決しようとしてきた中国の格闘は、日本に住む我々にとっても少なからぬ示唆を与えるものだと考えている。

率直に私の感想を言おう。封じ込めの奇跡的な成功については、中国をよく知る人ほど驚きが大きいのではないだろうか。この2年間のパンデミックで私たちがよく理解したとおり、新型コロナウイルスの感染拡大を抑制する手段は、原則的には人と人との接触機会を削減する以外にはない。自律的な外出自粛を求めるか、飲食店など特に感染しやすいとされる場の閉鎖を実施するか、罰則を伴うロックダウン（都市封鎖）を実施するか、その手段はさまざまだが、根本的には接触機会削減をどのように実現するかという点で違いはない。

答えはシンプルだが、それをいかに人々に守ってもらうかは容易ではない。中国には「上に政策あらば下に対策あり」との言葉がある。お上が何かのお触れを出すやいなや、すぐさま抜け穴を探して対応するという意味だが、中国の人々はしたたかそのものだ。

たとえば地方都市の繁華街で見る光景だが、道端にはおもちゃや靴下を売る露店が並び、飲食店は歩道にテーブルを広げて、まるでビアホールのようなにぎわいを見せている。なんとも郷愁にかられる、のどかな光景なのだが、ときおり騒ぎが起きる。

「来たぞ！」という呼びかけがあったかと思うと、露店や飲食店はあっという間に店仕舞いをはじめ、ものの数分で何もなかったかのようにすべてが消え失せる。街の美観を取り締まる都市管理局の巡回がやってきたのだ。運悪く逃げ遅れた場合には商売道具一式が押収されることもあるが、ほとんどのケースでは阿吽《あうん》の呼吸で丸く収まる。

ちょっとスケールを上げると、不動産投機の規制などというのもある。中国共産党は不動産価格の高騰は将来の経済的混乱をもたらしかねないうえに、マイホームを買えない人々の不満にもつながりかねないとして、財テクとしての不動産投資をストップさせるようさまざまな規制を打ち出している。すでにマイホームを持つ人には住宅ローンの提供を制限するといった施策が代表的なものだが、中国の民たちは「そういうことなら離婚します。2世帯になれば、家の所有権を持ってないほうは住宅ローンを使えますよね」と、あっという間に抜け穴を見つけてしまう。

不動産規制をめぐる政府と市民のいたちごっこはまだかわいいものだが、人の生き死にや健康に直結する部分となると、笑い話では済まない。2008年に発覚したメラミン汚染粉ミルク事件では、畜産業者が生産した生乳のタンパク質量を高くみせかけるために、メラミンを添加。5万人を超える乳児が腎不全などの健康被害を受けた。さらには下水油と呼ばれる、劣化した油を再利用した食用油の販売が蔓延するなど、食品問題は数多い。

2011年の福島第一原発事故後には、中国にまで放射能被害が広がるとの恐怖から、ヨウ素が添加された食塩を摂取すれば、健康被害を回避できるとのデマが広がり、中国各地で食塩の買い占め騒動が起きた。

さらに、2003年のSARS（重症急性呼吸器症候群）流行時には政府による情報隠蔽によって事態が悪化したのみならず、数々のデマが広がり、感染が広がった北京市から人々が争うように脱出した。さらにはお酢をわかして気化させれば空間殺菌が可能になるというデマも広がった。日本の乳酸菌飲料ヤクルトもSARS予防に役立つとの噂が広がり、この時期に知名度をあげた。ちなみに、新型コロナウイルス感染症流行初期の中国スーパーを訪問したところ、目立つ位置にヤクルトが箱積みされていた。20年前のSARS騒動を覚えていた従業員がこれは売れると見込んだのだろうか。

何が言いたいのかというと、一般の人々の生活に介入し、規律を守らせるという点では、中国は〝強い〟国家とは言いがたいということだ。基層社会を詳細にコントロールする行政の実効性が低い以上、感染抑止のための行動変容、接触機会の削減という新たな規範を、中国の人々に守らせるのはきわめて困難ではないかと私は考えていた。

こうした考えは何も私だけのものではない。人々に社会的規範を守らせること、その難しさは中国においては歴史的な課題として脈々と受け継がれてきたものだ。その課題は大きく2つのハードルによって規定されている。

1つは後発近代国家という出発点にある。徴税、治安維持、消防、福祉、そして公衆衛生。国家が人々の暮らしに深く介入するのが近代国家の特徴であるが、中国の出発点は大きく遅れている。韓国や台湾のような植民地化された地域ではまず植民地医学として公衆衛生をはじめとする近代化行政が導入され普及したが、中国では外国による強制的な近代的な公衆衛生は一部の租界にとどまった。

中華人民共和国成立後、単位《ダンウェイ》と呼ばれる基層管理組織が作られていく。すべての国民は単位と呼ばれる国有企業か政府機関、あるいは農村の生産組織（人民公社）に所属することになった。つまり、現代日本の感覚に則して言うならば、就職先が仕事だけではなく、福祉や公衆衛生までをも担う末端行政機関としてすべての面倒を見てくれるわけだ。

ところが、1970年代末に始まった改革開放により、この社会統治体制は大きくほころぶ。これがもう1つのハードルとなる。自営業者や民間企業という、既存の単位とは異なる働き方をする人々が増えてきたからだ。戸籍登記地とは別の場所に居住する人々も多い。新たな社会情勢に対応するべく、中国政府は次第に制度を整えつつあるものの、いまだに以前の制度にしばられている側面は強い。

国家としてもっとも基本的な機能であるはずの人口把握ですら、中国はいまだに苦戦を続けている。2021年5月に中国政府は10年に1度の国勢調査の結果を発表した。急激な少子化により、人口が減少に転じて14億人の大台を割り込むとの予測もあったが、意外にもやや上回る水準で決着した。というのは、過去10年間にわたる人口統計が過小申告されていたことが明らかとなったのだ。今後、修正された人口統計が発表されるが、出生数が1000万人以上も上方修正される年もある。

地域別に見ても、人口把握の意外な穴が見える。国勢調査を受け、広東省深圳市では最新の人口統計を発表したが、居住人口は400万人以上もの増加となった。エレクトロニクスの都として知られる深圳市は、全中国から多くの人々が集まる出稼ぎの街でもある。法律では旅行者であっても到着後72時間以内に警察に申請することが求められるほか、居住する場合には別の申請が必要となる。そればかりか、中国では自治体間をまたぐ移動には身分証の申請が必須である。監視社会と呼ばれるゆえんだが、住民の詳細なデータを取得している一方で、市人口のおよそ5分の1を、地元政府は把握できていなかったという逆説があるわけだ。

こうした理解は通俗的なイメージに反するものかもしれない。谷内《やち》正太郎・元国家安全保障局長は2021年3月の安全保障シンポジウムで「コロナ対応では、権威主義的対応のほうが良いのではないか、という議論は結構ある」と発言している。これはつまるところ、共産党による一党独裁国家、権威主義体制の中国において、人々の一挙手一投足は厳しく監視されている。その強制力をもってすれば、民主主義国家には困難な感染抑止もたやすいことではないか。そうしたイメージが前提となっている。

権威主義体制の持つ強制力は、中国のコロナ対応において重要なテーマではあるとはいえ、日本の中国観のあまりにも急激な変化に驚かされる。というのも、10年前に交わされていた議論は180度反対だったからだ。デモやストライキなどの群衆事件、あるいはインターネット上での政府批判などが広がるなか、民意をくみ上げることのできない権威主義体制は、社会をコントロールする力に欠けている。民主主義という合意スキームがないため、人々は政府の行動に納得することはできず、いかに強制力を振りかざそうとも面従腹背の反抗に直面する。こうした議論が盛んに交わされていたのだ。

10年前も今も中国が権威主義体制であることに違いはない。だとするならば、この評価の大転換には別の要素がからんでいることになる。権威主義体制の持つ強制力に加えて、どんな要素を活用して、中国は人々の行動変容を実現したのか、これこそが本書のテーマとなる。

第1章の「14億人を封じ込めた大動員」では、2020年初頭から始まった中国のコロナ対策を追うことにより、彼らがいかにして実効性の高い感染症対策を実現したのか、特に一人一人の人民の行動をいかにコントロールしたのかという側面に焦点を当てたい。改革開放以後の社会変化によって寸断されていたはずの単位、基層社会の統治がいかに再編され、動員体制が準備されていったのかを追う。

第2章の「デジタルに導かれる人々」では、動員を支えたテクノロジーについて、「デジタル動員」「本人確認」「データ共有」「省人化」「不正防止、エラー防止」などがどう活用されたのかを読み解いていく。5G通信が導入された緊急病院、ドローンによる警告システム、AR（拡張現実）による非接触コンピューター操作技術……何やらSFめいた技術の数々が導入されたらしい、中国すごいぞとの断片的な報道が飛び交っているが、その多くは言ってみただけというのが実際のところ。本当に効果的だったものとはなんだったのかを考えたい。

第3章の「デマと迷信を乗り越えて」では、人々の意識にいかに政府が介入し、行動変容をうながしたか。情報の問題について考えていきたい。前述のとおり、中国はデマ大国とも言える。中国政府による強いメディア規制の裏返しとして、多くの人々はメディア情報を信頼せず、噂——その多くはデマが含まれているのだが——に耳を傾ける。「公信力」（公共機関の信用力）の低さという課題は長年、中国を悩ませてきたものであり、格闘を続けてきた課題でもある。インターネットの普及に伴い、フェイクニュース問題は世界的な課題となっているが、デマ大国として長年この問題と戦いをくり広げてきた中国は、フェイクニュース対策の実力を蓄えてきた。その歴史的経緯と現状をとらえたい。

第4章の「摩天楼と城中村」では、コロナ対策で見せた中国的発展のゆくえについて考えたい。デジタルに導かれた生活はなぜ必要とされているのか、どこに向かおうとしているのか、問題はないのか、そして、日本にとってどのような示唆を与えるものなのかを考える。

目次

第3章　デマと迷信を乗り越えて

図表作成・本文ＤＴＰ／市川真樹子

中国「コロナ封じ」の虚実

デジタル監視は14億人を統制できるか

編集部注

①写真は特記を除いて著者撮影

②人民元の為替レートは1元＝17円とした

③中国語の記事の日本語訳は、特記を除いて著者によるもの

第１章

14億人を封じ込めた大動員

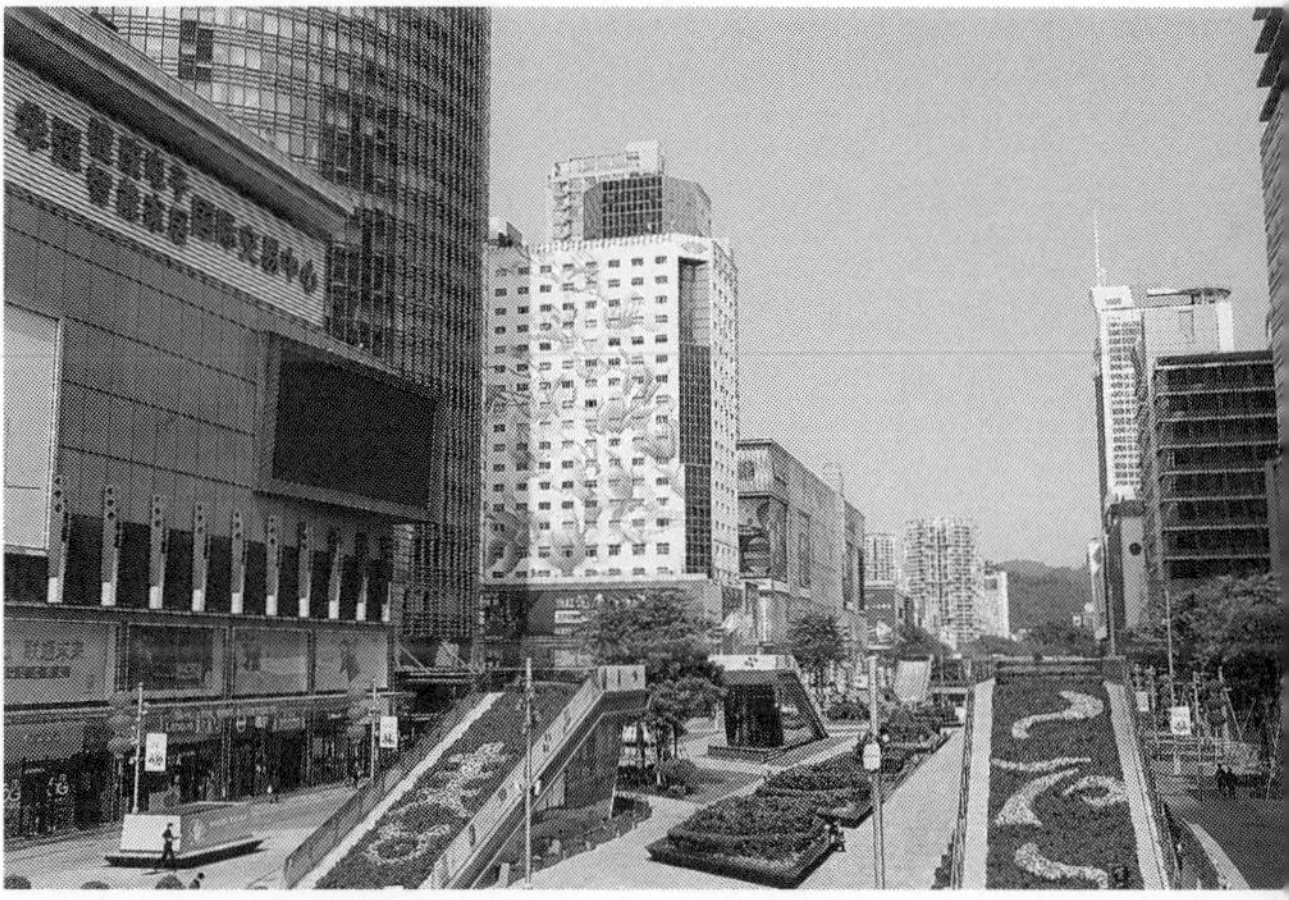

2020年２月の広東省深圳市

１　コロナ直下の中国

無人の街

２０２０年2月17日、私は広東省深圳市を訪問した。新型コロナウイルス感染症流行の取材が目的だ。中国政府が新型コロナウイルス感染症の流行を認め、習近平国家主席が対策を指示したのが1月20日のこと。ここからすさまじい勢いで対策が進められるのだが、約１ヵ月遅れでの現地入りとなってしまった。

弁解すると、ただ怠惰だったわけではない。毎日のように新たな方針が打ち出されるコロナ対策が読めず、取材日程を組むことができなかったためだ。最初の流行地となった武漢市と湖北省がロックダウンのため訪問できないのはもちろんのこと、自治体を越えた移動には制限がかかるなど、現地入りしても取材できるかが不透明だった。

他の日本メディアも混乱していた。新聞、テレビの駐在記者は中国政府の規制に加え、社員の安全を守るコンプライアンスの観点から、ほとんどは居住地から移動できない。結果、私は週刊誌、月刊誌、テレビ局と３つのメディアの現地取材を担当することとなった。依頼があったテレビ局は深圳市から高速鉄道で30分の広州市に支局を持っていたが、駐在員は身動きがとれなかったという。当時は日々変化する状況に誰もがいらだっていたが、今振り返ればすさまじいスピード感で対策が進んだことの表れだった。

情報をかき集めた結果、どうにか取材のめどをつけることができた。17日昼、到着した深圳市の宝安国際空港には緊張感が漂っていた。同空港の旅客数は中国本土では第5位。普段は多くの人で混雑しているが、今日はがらんとしている。網の目のような特徴的な天井は、イタリアの国際的な建築家、マッシミリアーノ・フクサス氏によるデザインだ。いつもは雑踏をかきわけるのに夢中で気づかなかったが、がらんとした空間でじっくりと意匠を眺めることとなった。

静かな空港内で待ち構えていたのは防護服を着た検疫官だ。非接触型体温計が私の頭に突きつけられる。中国滞在中、体温測定のたびに不安がよぎった。長年中国に通っているというのに、水があわないのか、忙しく駆け回っているからなのか、体調を崩すことはよくあるのだが、今回だけは無理は禁物だ。というのも、企業や店に立ち入る時、あるいは地下鉄や高速道路の出入口など、いたるところで検温が待ち構えているが、もし37・3度を超えているると出歩くことを禁止されてしまう。いや、下手すると隔離される可能性もあるのではないかと、検温されるたびに心配になった。コロナにかかったのならば隔離も仕方がないが、ただの風邪で捕まるのはごめんこうむりたい。誰もが同じことを考えるためだろう。中国の薬局では解熱剤が爆発的に売れて、品切れになるほどだった。当局も考えるもので、そうした体温のごまかしを許さないよう、風邪薬購入には実名登録を義務づけたほどだ。

不安とはうらはらに、人がまばらな空港で入国審査はあっという間に終わった。普段ならば入国審査でもその後のタクシー乗り場でも大行列で、1時間以上も待たされることもしばしばだったが、今日はほとんど人の姿はない。客待ちのタクシーが手持ちぶさたにずらりと並んでいた。

車に乗り込むと、前部座席と後部座席の間に透明なビニールの間仕切りカーテンが貼られていた。飛沫感染を避けるためにあわてて取り付けたのだろう。中国ではタクシーに乗る時、助手席に座るのが一般的だが、これも感染対策で後部座席に座るように指示された。暖かい広東省とはいえ、まだ2月だというのに窓は全開だ。いつもの中国とはまったく違う、異世界のような感覚がひしひしと伝わってくる。極め付きは支払いだった。100元札を手渡すと、運転手はお札にアルコールのスプレーをかけて消毒した。そしてお釣りを渡しながら「どうぞ。安心してください。消毒済みです」と言った。中国に着いて最初に乗ったタクシーで、「異常事態」が起きていることを痛感させられた。

到着したホテルも厳戒態勢が敷かれていた。ロビーの電気は落とされ、まるで廃墟のようだ。フロントにはスタッフが一人だけ。聞くと最低限の人員が交代で出勤しているだけだという。フロント以外は警備員と清掃担当がいるぐらいで、レストランなどはすべて閉鎖されている。ほとんどの従業員は自宅待機だという。もちろん、ルームサービスなどは一切頼めない。

そんな状態でも、入口では客一人一人の熱を体温計で測る。名前、パスポート番号、電話番号、現在の体温を書いてようやく入館を許されるのだ。その後わかることだが、スーパーやショップ、高速道路の出入口、地下鉄など各所でも同様に、検温と個人情報の記載が求められた。それでも泊めてもらえるだけでありがたい。外資系チェーンのホテルは休業が相次いでいたほか、中国系も隔離施設として使われ、営業していないホテルも少なくなかった。

チェックインを済ませた後、ホテルの周囲を歩いた。飲食店は開いている店と閉まっている店が半々ぐらいだ。オープンしていても店内での食事はできず、テイクアウトするしかない。取材中に立ち寄ったマクドナルドでは、店の入口を塞ぐように長机が置かれている。スマートフォンから注文すると、店員がその机にできあがった商品を置いていくという寸法だ。

店員が商品を持ってくる時には、私たちも長机から離れるよう要求された。まるで西部劇の人質交換のようだとおかしくなる。

お店が使えないとなると、取材で話を聞くのも一苦労である。レストランや喫茶店は開いていないし、自宅にうかがうのもＮＧ。団地の入口で止められてしまう。立ち話で話を聞くという取材も何度かあった。

ある取材は公園を歩きながらの立ち話となった。外出規制が続くと体を動かしたくなるようで、散歩やジョギングする人が多い。もっとも他人との距離をあけ、ちゃんとマスクをつけている。不思議な光景に思えたが、この数ヵ月後、日本も緊急事態宣言で同じ体験をなぞることになったのであった。散歩する人のなかに高校生のカップルも見かけた。マスクをつけ、手もつながずに歩くだけ。清く正しい「無接触」恋愛である。

「無接触」の徹底

新型コロナウイルス感染症流行下の中国で流行語となったのが、この「無接触」だ。感染リスクのない安全な無接触宅配、無接触出前など、マンションやホテルの部屋まで品物を運ばずに、入口に置いていく業態だ。大きな住宅団地ともなると、入口に出前用の棚が置かれている。私も深圳滞在中に何度か出前を注文したが、いずれもホテル入口に放置された。街中には緊張感だけが漂っているというわけではない。深圳では食料品が不足することもないし、タクシーも地下鉄も走っている。公園を散歩、ジョギングする心の余裕もある。だが、店の閉鎖などによる経済的打撃は深刻だ。街を歩き回っていると、中国経済がどれほどの打撃を受けたかが伝わってくる。

たとえばショッピングモール。店は7割方空いていたが、客の姿はなかった。日本企業「ニトリ」の大型店舗を覗くと、手持ちぶさたの店員たちが突っ立っていた。ともかく人がいないのだ。

検索大手バイドゥ（百度）が発表した移動データによると、人々の行動制限は1月20日から約1ヵ月半にわたり、中国全体で続いた。データはスマートフォンによって記録された位置情報に基づき、都市内の移動量を前年同期（旧暦）比で指数化したものだ。対策発令後に移動量は急減し、2月に入ると前年比で7割から8割の減少となった。3月中旬まで約1ヵ月半にわたり、人々の外出自粛が続いていたことが明らかになっている。

2020年第1四半期の実質GDP成長率は前年同期比6・8％の減少で、四半期統計が発表された1992年以来で初めてマイナスとなった。特に消費（社会消費品小売総額）は

19％減という激しい落ち込みを見せている。

このおよそ2ヵ月後の4月7日、日本では1回目の緊急事態宣言が発令された。人と人との接触機会を最低7割、極力8割削減することが目標とされた。執筆時点までで日本で実施された、もっとも厳格なコロナ対策だったが、最終的には未達に終わった。一方、当時の中国はこの厳しい目標を達成していたわけだ。

中国は豊かになったとはいえ、日給で給与をもらう非正規労働者は多い。商売が止まれば、即座に日々の糧を失ってしまう。それでも目立った反発はなく、多くの市民が外出規制に従っていた。

ほんの1ヵ月前の喧騒と比べると、その落差には驚かざるを得ない。私は2020年1月初旬にも、深圳市を訪問していた。ある企業の年会（旧正月前の宴会、従業員や取引先を集めて開催される）に参加するのが主な目的だった。すでに「湖北省武漢市で謎の病気が流行している」とのニュースは流れていたし、1月9日には世界保健機関（WHO）が「湖北省武漢市で発生した肺炎の集団発症は、新型コロナウイルスによるもの」との声明を出していたが、私を含め宴会参加者はのんきなもので、「これがSARSみたいになったら大変だ」などと軽口を叩きながらも、すし詰めのようになった宴会場で乾杯を繰り返していた。

なぜ、そこまでのんきだったのか、今振り返れば不思議である。中国当局からは「ヒトヒト感染は確認されていない」との説明が繰り返されていた。その説明を無邪気に信じ込んでいたわけではないが、そんな大事件が起きるわけがないと、私を含めて誰もがたかをくくっていた。

SARS以後も鳥インフルエンザ問題がたびたび取り沙汰されていたほか、2009年の新型インフルエンザの流行もあったが、生活を激変させるほどの大きな問題をもたらさなかったことで、今回も大丈夫だろうという正常化バイアスのとりこになっていた。己の不明を恥じざるを得ない。

こののんきな人々がたった1ヵ月で態度を真逆に変えた、これには驚くしかない。

私が訪問した時点での深圳市の流行状況を見てみよう。深圳市の人口は約1300万人。東京都とさほど変わらない。そして、2月17日の新規感染者数は1人。累計でも416人に過ぎない。東京都だけで日に数百人、数千人の感染者が出ることに慣れてしまった2021年の日本人の感覚からすると、不思議なほどの厳戒態勢だ。住民のほとんどは身近に感染者がいない。それにもかかわらず、強くコロナを恐れ、厳格な公衆衛生対策に従っている。

ここに中国のコロナ対策の根幹がつまっている。コロナ対策と呼ばれるものは多岐にわたるが、結局のところ感染対策はごくごくシンプルな原則に従っている。すなわち、いかに感染経路である人間同士の接触を削減するか、そしてそれをいかに遵守させるかである。感染経路を切断する果断な施策、それを支える人とテクノロジー、それによって雑多で混沌とした活力が売りの深圳ですらも無人の街と化したのだった。

2　ロックダウンと大動員

監視社会の技術的限界

「日本人はルールをよく守る。それに比べて中国人は……」

こうしたぼやきを口にするのは日本人だけではない。当の中国人もがよく話題にするテーマである。どれだけ厳しいルールを作っても、それを守らない人間が続出する中国社会と比べて、日本では多くの人がルールを守る。なので、予期せぬアクシデントが起きづらく安心できる。日本旅行好きを公言する中国人に話を聞くと、異口同音に日本人の「民度」の高さが暮らしやすさにつながっていると称賛する。

特に中国の人々を驚かせたのは、２０１１年の東日本大震災だった。大地震、津波、そして原子力発電所の事故という大災害に見舞われながらも、略奪や物資の奪い合いなど大きな混乱はなかった。家を失った人々もルールを守って避難生活を送っている。中国ではありえないというわけだ。

なんらかのルールを課されても、抜け穴を探そうとする人が極度に多いのが中国人だ。既存のルールに縛られないチャレンジが良い結果をもたらすこともあるが、社会全体で見れば統制がとれずに混乱につながってしまう。たとえば、不動産が高騰したので1世帯あたりで購入できる戸数を制限したところ、偽装離婚が多発。結婚登記所には大行列が。世界の新聞の三面記事をにぎわす、思わず笑ってしまうような抜け穴探しの達人たちがごろごろいる。

ところが今回は違った。多くの中国人たちが従順に規制に従っている。逆に「緊急事態宣言が出ても、日本ではこっそりお酒を出すことが多いみたいですね。なぜルールを守らないのでしょう」などと、中国の知人から聞かれるほどで、いつもとは立場が逆転している。いったい、コロナ対策の中国はこれまでと何が違うのか?

日本では、その答えを監視社会に求める人も多い。近年、中国の監視社会化は世界的な注目を集めてきた。街中には至るところに監視カメラが設置されているほか、先進国では人権侵害の懸念から利用が制限されているＡＩ（人工知能）による顔認識機能もごく当然のように利用されている。

また、スマートフォンを使うモバイル・インターネットが発展しており、便利なサービスが多いが、その利用には国民ＩＤである身分証の登録が必須。ＩＴ企業は国家安全保障のためにはお国にデータを提供しなければいけないことを考えると、国民生活の一挙手一投足は監視されている。データ活用は日々進化しており、国民の道徳を点数で示すＡＩスコアまで開発されているらしい……。ほとんどの人がこうした話を一度は見聞きしているのではないか。

実際、デジタル技術を駆使した中国のコロナ対策は、日本でもかなり取りあげられている。たとえば、ドローンの活用だ。ロックダウン期間中には拡声器付きのドローンで空中を巡回し、外出している市民を見つけると自宅に戻るよう警告したといったエピソードもあれば、農業ドローンを転用して空から一気に消毒したというニュースもあった。

もうちょっとひねったニュースはＶＲ（仮想現実）の活用だろうか。映画『マイノリティ・リポート』（２００２年）では、主人公が空中で腕を動かすとコンピューターを操作できるというシーンがあるが、類似の技術が複数の病院、学校、ホテルで採用されたとチャイナテレコムは発表している。複数人が同じキーボードを共有すると、そこから感染が広がる可能性がある。非接触でコンピューターを操作できれば、感染リスクを減らせるという理屈だ。

もっとSFチックな噂もささやかれている。中国全土に張り巡らされたAI監視カメラ網は、14億人民の活動を監視している。誰と誰が会っていたのかはもちろんのこと、何の話をしていたのか、そのすべては記録されている。陽性者が発見された後、その人物が誰と接触していたのか、すべての記録をAIが見つけ出してしまうのだ、と。

こうした説明をすんなり受け入れている方も多いようだが、現実とはほど遠い。中国がデジタル監視先進国であることは事実だが、人間社会の生活すべてを把握できるほどの技術はなく、またAIの能力も限定的だ。監視カメラ網にしても、特定の指名手配犯を探しだす力は持っていても、14億人民をすべて監視するほどの力は（まだ）ない。陽性患者の行動履歴を追跡する際に監視カメラ映像を活用することは一般的だったようだが、それは記録された監視カメラ映像をチェックする膨大な労働力あってのたまものだ。何を話していたかを把握することなど、夢のまた夢だ。つまり、人類の技術はまだ完全なディストピア（反理想郷）を実現できるレベルには達していない。

「すごいコロナ対策」の裏側

この問題については、梶谷懐氏との共著『幸福な監視国家・中国』（ＮＨＫ出版新書、２０１９年）で詳述した。たとえば、ディストピア中国の極みとして取りあげられることも多い道徳的信用スコアだ。一般の信用スコアはネットショッピングの利用履歴や公共料金の支払い履歴などのデータから、その人物の与信、いくらまで融資できるかを設定するというものである。中国のアリババ（阿里巴巴）グループが開発したセサミクレジット（芝麻信用）が始まりだが、今では日本をはじめ世界各国で同様のサービスが導入されている。

一方の道徳的信用スコアとは、企業ではなく政府が運用するものだ。行動記録のデータから市民一人一人の道徳心を点数として算出し、その点数が高い者には特典を、低い者には日々の生活が少し不便になるような制約を与えるもの……として紹介されていることが多い。しかし、実際にはどういう代物なのか。

私は道徳的信用スコアが導入された江蘇省蘇州市を取材した。うたい文句としては、良き行いをした者は配車アプリを使ったタクシー配車が優先され、図書館の本の返還期限が延びるなどさまざまな特典が得られる。これによって人々を良き暮らしに導くとされている。

ただ、実際には良き行いを把握することが難しい。蘇州市ではウェブサービスの利用履歴などのビッグデータから道徳的信用スコアを算出するのではなく、献血に参加したか、ボランティア活動に参加したかといった記録をもとに、1回あたり何点という形で点数を積み上げていく方式が採用されていた。お手伝いをした子どもにはスタンプを押してあげるのとさほど変わらない。一気にSF感が失われるのだが、これですら大々的な実施は難しい。ボランティアによる加点を普及させるためには、あらゆるボランティア活動の運営団体にこのシステムを採用してもらう必要があるが、そこに必要な手間とコストは膨大だ。結局のところ、加点されるボランティア活動はほとんど存在しない。取材時点で、蘇州市の道徳的信用スコアで加点が確実なのは、献血だけだった。良き行いを記録するのではなく、たんなる献血回数記録になってしまっていたのだ。

当然、スコアを伸ばせる人も少なく、タクシー配車が優先される点数に達した人はいない。図書館の特典を得られる人はいるが、実は在住者ならば誰でも申請できる市民カードを取得すると、信用スコアと同じ待遇が得られる。蘇州市の信用スコア担当者に話を聞くと、「まずは企業が正しく納税しているか、環境基準を守っているかという、企業向けの評価を中心に取り組んでおり、市民向けの活動はほとんど動いていない」とあっさり認めている。

こうした実態は中国のメディアを見ているだけでは決してわからない。市政府の華々しいプレスリリースに則って書かれた記事が出ているだけだ。蘇州市以外でも取り組みはあり、実際に市民がある程度のメリットを得られる信用スコアを準備しているところもあるが、ただし良き行いを記録することははなはだ困難だ。少なくとも現時点ではかけ声とプレスリリースのなかにしか存在しない「紙の上のディストピア」にとどまっている。

同じ構造はコロナ対策でもあげられる。ドローンが使われたのはごくごく一部の地域だけ。インターネットを検索すると、ドローンの活躍を伝えるニュースはいくつも表示されるが、実際にその光景を見たという人にはいまだにめぐりあえない。そもそも空からの消毒液散布がコロナ対策で有効なのかについても確証はない。

VRの採用はドローン以上にまれだったと見られる。管見の限りでは、チャイナモバイルの発表会で言及された以外には一切情報がない。実用性があれば普及しているはずなので、テスト的に導入された病院や学校ですら使われていないのではないか。

派手なテクノロジーが活躍した。そうしたニュースがあふれる背景には中国ならではの事情がある。というのも、コロナ禍における社会貢献は、手を抜けば世間の批判を浴びかねない企業の義務であると同時に、ポジティブなメディア露出を増やせる格好のPRの場という側面もある。どれだけ実用性があったのか、実際にどれだけ使われたのかを抜きにして、「我が社のすごい技術が活用された」という記事が乱発されたゆえんだ。それらのちょうちん記事が海外メディアにも輸出されるという流れがあった。

習近平の重要指示と官僚の優先順位

結局のところ、実際の対策はもっと地味でシンプルなものだった。感染が広がるか縮小するかは人間の接触機会の多寡で決まるため、徹底的な接触機会の減少に取り組んだ。

その施策とは、(1)流行地とその他地域との接触経路を切断するための武漢市および湖北省の封鎖（市外、省外への移動禁止）、(2)予防的に人間同士の接触機会を減少させる全国レベルでの外出制限、(3)ピンポイントで危険地域を指定し対策を行う、感染追跡に基づく陽性者立ち入り区画の封鎖、(4)家庭内での感染を防ぐための軽症患者および無症状陽性者を収容する簡易病院の建設、(5)海外での流行以後の国外渡航制限、に分類できる。つまり、あらゆるレベルにおいて、感染者との接触機会を切断しようとしたわけだ。

もっとも人間の接触機会の減少は、社会活動の抑制を意味し、経済、社会に大きな負荷をもたらす。負の側面も大きい。当初はなかなか新たな感染症の流行を認めず、後手後手に回っていた中国政府がなぜ、これほど強烈な対応策を導入できたのか。

新型コロナウイルスの感染者は12月には湖北省武漢市で確認されていた。しかし、当局は人間から人間への感染は確認されていないとして、感染症対策を講じずにいた。それが1月20日を境に一変する。かつてSARS対策の最前線で活躍し、その後も対感染症政策の主導的地位にあった「英雄」、鐘南山《ジョンナンシャン》・工程院院士が中国中央テレビの取材に対し、武漢市への訪問歴がない感染例があることから「人間から人間への感染は間違いない」と断言した。その前日には中国国営通信・新華社が「ヒトヒト感染の可能性は排除できないものの、そのリスクは低い」との専門家コメントを報じたばかり。わずか1日で判断が変わったことになる。

鐘院士のインタビュー放送後、まもなくして習近平《シージンピン》総書記は「肺炎流行を重視し、全力で感染対策にあたらなければならない」「各自治体の共産党委員会と政府の関連部局は人民群衆の声明の安全と体の健康を第一とし、精密なプランを制定し、各々の力を尽くして予防に努め、有効な対策を実施せよ。感染症の蔓延を断固抑止しなければならない」との重要指示を下した。

最初の感染確認から1ヵ月以上がすぎて、「全力で感染対策」にあたるよう指示とはあまりに遅すぎるのではないか。今なお新型コロナウイルスの災禍に苦しむ世界に身を置く立場としては、恨み節をこぼしたくなる。中国共産党もそうした批判に配慮したのか、2月も半ばになってから、習近平総書記は1月7日の中国共産党中央政治局常務委員会において、感染病対策を実施するよう要求していたと発表している。

もっとも香港紙『明報』が関係者の証言として伝えるところによると、同時に「この問題によるパニックで旧正月ムードを壊さないように」とも注文をつけていたという。これでは見たくないものを隠そうとするのも当然だろう。習近平総書記と中国共産党中央が1月7日時点でどこまで新型コロナウイルスに警戒していたかは不明だが、たとえ言及があったとしても明確な動きにつながらなかったという意味で、初動の遅れとの批判は免れられないだろう。

ともあれ、遅ればせながらも発せられた重要指示の後、事態は急速に動いていく。というのもそれまでは重大な感染症の発生は、その地方を管轄する官僚の政治業績に大きな傷がつくため、なるべく大事《おおごと》にせずに対処しようとの計算が働く。これが湖北省や武漢市など自治体で対応が遅れた理由だ。

習近平総書記の重要指示は文言だけ見ると、たいした内容には思えないが、感染症対策の優先順位が繰り上がり、最上位に置かれたことを意味する。それまでは感染症が広がれば政治業績にマイナスとなったところが、今度は逆にどれだけ積極的に対策するかが得点になり、対応が遅れれば失点になるという真逆のステージへと変わった。

遅々として対策を打ち出さずにいた武漢市は1月23日午前10時をもってロックダウンを敢行した。以後は市外への移動は禁止された。この封鎖措置は湖北省の他地域にも拡大し、数日後には湖北省全域がロックダウンを実施した。

いきなり、強烈な対策を打ち出したのは湖北省だけではない。その動きは「重大突発公共衛生事件一級響応」の発令を見るとよくわかる。中国政府は自然災害や事故、テロや経済問題などの社会安全に関する事件、そして感染病などの公衆衛生事件が起きた時に発令する緊急対策プランを法制化している。深刻度に応じて四級から一級に分かれ、もっとも深刻度の高い一級は公共衛生事件ではSARSや鳥インフルエンザの拡大、複数の省で原因不明の感染病が流行した場合、放射性物質の流出などが該当する。一級響応が発令されると、「突発公共衛生事件緊急対策条例」「国家突発公共衛生事件緊急対策アクションプラン」に基づいた対応が可能となる。

具体的には対策には中国国務院（中央省庁に相当）が派遣した専門家グループが、現地での対策指揮権を掌握する。「人員、備蓄物資、交通施設および関連施設を緊急重用する権限がある。伝染病流行地域に対する人員の退避または封鎖も法に基づいて実行できる」「必要に応じて、食糧や水源の管理が可能である」との条項が明文化されており、ロックダウンを含めた強制的な隔離、外出制限が可能となるほか、検問や医療施設を設けるために民間財産を徴発する権限を地方自治体に与える、いわば医療戒厳令だ。

1月23日に浙江省、広東省、湖南省の3省が重大突発公共衛生事件一級響応を発令し、25日にはチベット自治区をのぞく全省で導入された。湖北省の発令は24日だったので、感染がもっとも深刻な湖北省よりも早く発令した自治体があるわけだ。前述のとおり、優先順位が変化した以上、どれだけ積極的かつすばやい対応ができるかがその地方自治体と担当官僚の評価となるだけに、感染者がほとんど出ていなかろうとも、より厳しい、より強力な措置を導入する競争がくり広げられた。

チベット自治区も、1月29日、湖北省からの訪問者の陽性が確認されたことを受け、一級響応を発令した。ちなみにチベット自治区における感染者は執筆時点でこの1例のみしかない。たった1人の感染者が出ただけで、医療戒厳令が発令されるのはやりすぎではないだろうか。たった1人のために、3月6日に二級に緩和されるまで、チベット自治区では1ヵ月以上も厳戒態勢が続くことになる。

ちなみに、チベット自治区唯一の感染者が受けた待遇は興味深い。河北省で働く張は、旧正月休みを前に湖北省随州市の実家に帰省していた。休みを利用して旅行しようと、1月22

日夜に武漢市から長距離列車に乗ってチベットへと旅立った。翌日には武漢市が封鎖されるという切羽詰まったタイミングでのんきなものだが、偶然にもその判断は幸運な結果をもたらした。

チベット自治区ラサ市に到着後発症した張に対し、病院ではなんと150人以上ものスタッフが治療にあたった。結果、18日間の入院を経て無事に回復している。もし武漢市で発症、入院していれば、これほど手厚い治療は受けられなかった。また、もし実家のある随州市にとどまっていれば、湖北省のロックダウンが解かれる3月24日まで身動きがとれず、勤務地のある河北省に戻れなかっただろう。

史上最大のロックダウン

張とは逆に不運にも湖北省に取り残された人もいる。

前述のとおり、武漢市の封鎖は23日午前10時に実施された。封鎖の方針が表明されたのは8時間前、深夜2時のことだ。この間に慌てて鉄道のチケットを買って武漢市から脱出した者もいる。また、封鎖は当初、飛行機や列車などの公共交通機関を対象に実施されており、マイカーを利用しての脱出は可能だった。逃げ出せた者もいれば、取り残された者もいる。

ウェブメディア「人間」は1月25日、「ロックダウン後、武漢人は何を経験したか?」との記事を掲載している。取材に応じた武漢市民の一人が陳丹だ。武漢市から車で4時間ほど離れた場所に実家があったが、発熱のため新型コロナウイルス感染を恐れ、両親に迷惑をかけないようにと帰省の予定をとりやめた。多くの感染者が集まる発熱外来に行くのが恐ろしかったため、この熱が新型コロナウイルス感染によるものだったかどうかは確認できなかったが、帰省をキャンセルしたことによって、陳はロックダウンが解除される4月まで、武漢市に一人残されることになった。

四川省成都市在住の王夫妻は不運な失敗から湖北省から脱出できなくなった。旧正月前に実家がある湖北省黄崗市に帰省したが、武漢市のロックダウンのニュースを知り成都市に戻ることを決めた。まだ湖北省全域のロックダウンは始まっていない25日に出発したが、実は黄崗市から成都市への高速道路は一部が武漢市域内を経由しているため、思わぬことに封鎖地帯に足を踏み入れてしまった。一度入ったらもう抜け出せない。王夫妻は4月8日のロックダウン解除まで足止めを余儀なくされた。

ほんのわずかの差で2ヵ月にわたるロックダウンに巻き込まれるか巻き込まれないかが決まる。高速道路を走っていただけで、武漢の人との接触はなかったのだから、見逃してもいいのではないか。おそらく王夫妻もそう説得しようとしたのだろうが、一人一人の事情を斟酌していてはロックダウンなどできない。

ロックダウンと同時に武漢市および湖北省で実施されたのは臨時病院の増設だ。日本でも大きく報じられたのが火神山医院、雷神山医院である。ともに１月25日に着工し、火神山医院は２月４日から、雷神山医院は２月５日から入院患者を受け入れ始めた。一夜城とはいかないが、わずか10日間で重症者専門病院を作り上げたことは世界を驚かせた。

ただ、感染経路の遮断という面から見ると、より大きな意味を持ったのが簡易病院の建設だろう。体育館にベッドを並べたような簡単な作りで、中国語では方艙医院（カプセル病院）と呼ばれている。軽症患者および無症状陽性者を収容し、家庭内感染を防ぐことが目的だ。武漢市だけで16ヵ所が設置され、２万人以上を収容する能力があったという。３月10日に閉鎖されるまで約１ヵ月半にわたり、運用された。湖北省以外でも一定以上の感染が確認された地域では開設されている。無症状患者を自宅療養させているのでは感染拡大は防げない。家庭内の感染経路を断とうというアプローチだ。

日本ではホテルを借り上げて感染者を収容する宿泊療養が導入された。コンセプトそのものは中国と共通している。ただ日本では導入が遅れたほか、感染爆発が起きると収容人数の不足から自宅療養となり、自宅で重症化したり死亡するなど不幸なケースも多かった。中国はすみやかに、かつ圧倒的物量で家庭内感染対策を実施している。

武漢市および湖北省全域のロックダウンと同時に実施されたのが、中国全土での外出規制である。もともと1月25日から2月2日は旧正月休みという法定休暇だったが、これを2月9日までの2週間に延長。この間は基本的に外出を自粛するよう要請された。自治体を越える移動には検問での体温チェックが課されたほか、自治体内の移動でも地下鉄乗車時の体温チェックなどの検査が導入されている。食料品の買い出しなどは可能だったが、スーパーなどを訪問した際には検温し、訪問記録を残すように指導された。

法定休暇終了後も、エッセンシャルワーカーをのぞいて企業は出勤停止処分がとられ、検温やマスク確認、消毒などの感染予防対策が正しく導入されたか、政府担当者が確認した後に出社が再開された。出勤停止処分の解除は2月中旬から始まるが、確認作業などは3月下旬まで続いている。また、スポーツジムや映画館などの娯楽施設は長期にわたり営業停止を言い渡された。北京市や上海市の映画館が営業を再開するのは7月に入ってから。実に半年近くも一切営業ができない状況が続いたのだった。

封鎖式管理の実施

住宅地では封鎖式管理と呼ばれる管理体制が実施された。中国の都市部では多くの住民が「社区」と呼ばれる団地に居住している。壁に囲まれた敷地内に複数のマンションが集まっている形式だ。敷地内の入口は１つをのぞいて閉鎖、唯一の入口には警備員が立ち、住民以外の立ち入りを禁止した。

宅配やデリバリーの配送員も入れないので、入口横に机や棚を置いてそこに預ける手法が一般的だった。それではスペースが足りず、入口脇の歩道に宅配便がなかば投げ捨てられているかのように積まれている光景も目にした。

北京市など一部地域では、立ち入りだけではなく、外出も制限された。通行証が発行され、１世帯あたり１人まで、２日に１回しか外出を許可しないといった厳しい処分がとられたケースもある。

自治体外から入ってきた者には２週間の自宅隔離措置が要請された。その際、誰が隔離対象者なのかが社区内の掲示板に貼り出されるという、共同監視的な対応もとられた。場所によっては住宅の扉に封印の紙が貼られ、こっそり出入りしてもばれるようになっていたケースもあった。人感センサーなどのＩｏＴ（モノのインターネット）機器を設置することも盛んに行われていたという。

農村部では村単位で外部からの立ち入りが禁止された。村に通じる道路には見張りが立てられ、レンガなどで封鎖するといった措置も行われたという。

「うちの従業員は村に閉じ込められているんです」

そう嘆いたのは、深圳市でEMS（電子機器受託製造）企業のジェネシス・シェンジェン（創世訊聯科技〔深圳〕有限公司）を経営する藤岡淳一社長だ。

同社の製造現場で働く従業員の多くは農村出身者で、新型コロナウイルス感染症の流行が宣言される前に帰省していた者が多い。そうした従業員の一人に話を聞くと、村の外に出るどころか、自宅の外に出ることすら御法度で、1世帯当たり2日に1回、1人までしか外出が認められなかったという。その1回で2日分の食料や日用品を買い込むしかない。後は家から出ることなく、じっとしているばかりだ。

ある従業員によると、彼女が住む地域の人口は3万人余り。感染者は湖北省から戻った1人だけで、2次感染は起きていない。そこまで警戒する必要はないようにも思えるが、何せテレビやネットからは数千人もの死者を出した武漢市の惨状が目に飛び込んでくる。よそ者を入れればうちの村も滅びかねないと躍起になるのも仕方がないのだろう。

2月9日までの延長された旧正月休暇を終え、再び深圳市の職場に戻ろうとした時、封鎖式管理の壁に直面した。戻るためには農村から駅がある街に行かなくてはならないが、路線バスは止まっている。他の手段と言えば、親戚や友人の車、あるいはライドシェアの車ぐらいだが、それも駄目だという。というのも、一度農村から出た者が戻れば2週間の自宅隔離が必要となる。そればかりか、「住民であっても一度外部に出たら戻ってこられない」という規制を勝手に導入しているケースもある。これでは車で送ってくれた親戚や友人が村に帰れなくなってしまう。

私は中国の携帯電話番号を契約しているが、行政からの新型コロナウイルス感染症関連の情報がショートメールで送信されてくる。そのなかには封鎖式管理に関連するものもあったが、「封鎖式管理を実施していても、農作業は継続してもよい」との注意書きもあった。厳格に制限しようとするあまり、農作業すら禁じられてしまった事例もあったということだろう。さすがに畑を放置して秋の収穫時に何もないというのでは困ってしまう。農作業は続けてもよいとわざわざ通知したわけだ。このように数々の問題をはらみながらも、封鎖式管理は実施されていた。

この封鎖式管理はその後も地域を限定する形で何度も実施されている。原稿執筆時点で最新となる大規模な導入事例は2021年7月、江蘇省南京市から始まった感染拡大への対応だ。20日、空港職員に対する定期PCR検査によって、空港職員の新規感染が確認された。その翌日には当局はリスク地域リストを発表し、「南京市江寧区禄口街道の謝村社区、白雲路社区、石埝村、溧水区石湫街道の九塘行政村毛家圩自然村」を中リスク地域に指定し、「禄口街道全域」を、出入り禁止とするコントロール地域、すなわち限定的ロックダウンの対象にすると発表した。南京市の感染者はその後200人を超えるまでに増加するが、状況に応じて封鎖式管理の導入地域は増加している。

この封鎖式管理の導入は制度化されており、1人でも感染者が出た地域は中リスクと指定され、対象となる。クラスター感染によって複数の感染者が出た場合には高リスク地域となり、ロックダウンを含めたより厳格な対策が導入される。

加えて、海外の渡航も大きく制限された。2020年1月下旬の段階で、中国国民の海外旅行は禁止となったほか、3月初旬からは海外からの来訪者に対して一律に隔離を要請するようになった。隔離期間については自治体ごとに異なるが、「2+1」と呼ばれる、ホテルなどの集中隔離施設での2週間の隔離とその後1週間の自宅隔離という条件になっていることが多い。さらに3月下旬からは外国人のノービザ訪問、ビザ発給を厳しく制限する措置がとられた。

このようにして、さまざまなレイヤーでの感染経路の切断という強力な措置を推進していったのだった。

3　誰が人々を監視したのか

膨大なイレギュラーケース

湖北省の約5800万人のロックダウン、中国14億人の外出規制——これらを指示することはたやすいが、違反者がいないかを監視し、かつ限りなく発生するイレギュラーケースを処理するにはおびただしい人員が必要となる。

イレギュラーケースの処理に必要な手間は膨大だ。私が話を聞いたある中国人は、2020年3月に滞在していた日本から自宅がある中国の天津市に戻った。海外での新型コロナウイルス感染症の流行拡大を受け、当時の天津市では「2＋1」の隔離が必要だった。ただし、自宅が隔離にふさわしい一定の条件を満たしていなければ、3週間まるまる指定ホテルでの隔離が必要となる。

その中国人は帰国前に自宅がある地域の行政組織に連絡したところ、自宅隔離不可との返答だった。しかし、ちゃんとした審査がなされていないのではと不満に思ったため、市政府に通報したところ、当局から2人の職員が派遣されて自宅をチェックし、「トイレが室内になく共用スペースにあるため、厳密な隔離は不可能である」との理由で、改めて自宅隔離不可との回答になったという。

全世界での新型コロナウイルス感染症の流行拡大を受け、世界中から中国人の帰還が相次ぐなかで、たった1人の隔離の確認にこれだけの手間をかけるとは驚くしかない。

ロックダウン中の生活を日記としてつづった『武漢封城日記』によると、市内では食料品やマスク、消毒液が不足したばかりか、塩まで売り切れたという。買い占めている人に、同書の著者・郭 昌《グゥオチャン》が理由を聞くと、「1年後まで封鎖が続いたらどうするのか」と言い返されたという。

都市の公共交通はストップされたが、医師や看護師、清掃員、食料品店店員などのエッセンシャルワーカーは出勤しなければならない。通行証を得たボランティアが車で送迎する動きも広がったが、助けを得られずに片道1時間以上もかけての徒歩通勤を余儀なくされた人もいる。

交通の寸断は、武漢市の日本人帰国ミッションでも大きな課題となった。１月29日から２月17日にかけて、計５便のチャーター機が運用され、８２１人が日本に帰国した。武漢市以外にも住んでいる人がいたが、ロックダウンの交通規制により、自力では武漢市の空港にたどり着くことができない。この難題を解決してくれたのは、武漢市で自動車向けソフトウェア開発企業「武漢光庭信息技術」を経営する朱《ジュー》敦尭《ドゥンヤオ》だった。朱は地元政府との交渉を重ねて車両と通行証を確保し、帰国ミッションを実現させている。ありがたい話だが、外交ルートを持っている日本大使館でも武漢市政府との交渉は困難であり、地元の中国人企業家に協力を要請せざるを得なかったところに、ロックダウンの規制がいかに入り組んでいたかがうかがえる。

「粉ミルクがなくなりました。どなたか助けてもらえませんか」

中国のＳＮＳには、湖北省在住の母親から悲痛な書き込みが寄せられた。ロックダウンに伴う物流の混乱によって、小売店の店頭からは物が消えた。粉ミルクも例外ではない。地元政府も赤ちゃんの生死にかかわりかねない問題だけに、メーカーからの支給を受けて物資の調達を急いだ。ただ中国では、「生後６ヵ月以内の赤ちゃんが一度飲み始めた粉ミルクの銘柄を替えてはならない」と広く信じられているため、どうにか粉ミルクを手に入れても銘柄が替わることに不安を抱いている人は多かったという。

人の食べる物すら足りない状況だけに、家畜の餌にまで手が回らない。ある養豚場では豚の餌を1日3回から1回に減らして耐え忍んだ。そうかと思えば、養鶏場ではニワトリたちはコロナ禍であろうとも毎日卵を産むが、出荷するための車両が確保できないとして悲鳴を上げていた。

いずれも三面記事的なこぼれ話だが、ロックダウンの難しさはこうした特別な例外が多発することにある。一つ一つの事例は枝葉末節の課題に見えるが、それが膨大にあることが問題なのだ。そして、こうした問題をクリアしていかなければ、ロックダウンの封鎖の壁は崩れてしまう。

また、日常的な業務も膨大だ。私の手元には『新型肺炎の突発的流行に対する社区の対策・実践指南』『新型肺炎の突発的流行に対する社区の対策：組織と管理』という2冊の本がある。出版日は2020年4月。社区の対策に関する知識を共有するためのマニュアル本で、新型コロナウイルスの基礎知識から法令、隔離対象者への通知書の雛形まで、さまざまな内容が盛り込まれている。

このマニュアル本によると、やるべき作業は非常に多い。社区の入口を少なくし（できれ

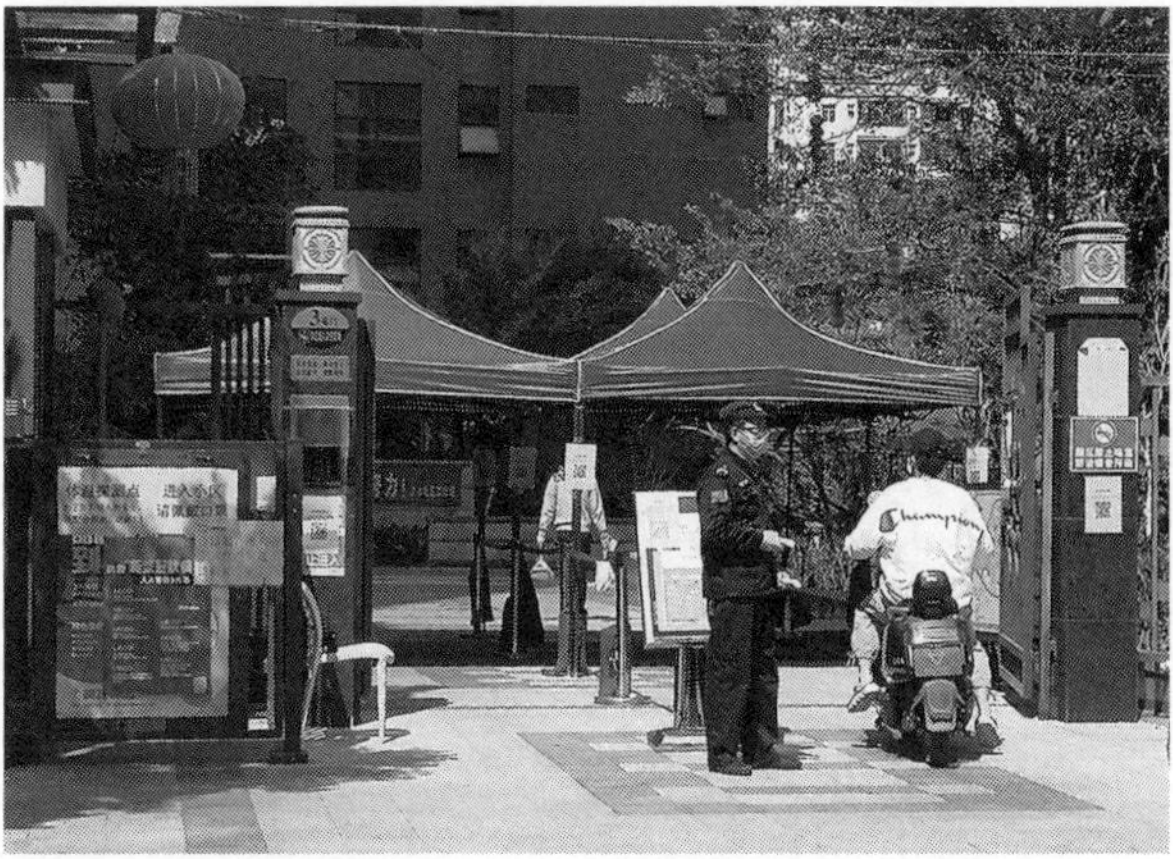

2020年２月、広東省深圳市の社区入口の検問

ば1つにし）、その出入りについてはすべての記録を残すこと、全世帯を訪問する絨毯式調査を実施すること、体温検査による健康チェックの実施、防疫アプリの導入の推奨とその支援、感染対策に関する宣伝活動（宣伝ポスターの雛形も掲載されているが、感染予防を推奨するだけではなく、新型コロナウイルス感染症流行につけこんだ詐欺に騙されないようにとの内容も）、職場などの消毒を徹底させる愛国衛生活動の推進、ゴミや下水の管理徹底（エアコンのホースの水漏れなどが起きていないか、マンホールが外れていないかなども巡回しチェックすることが盛り込まれている）……。マニュアルどおりにすべてが実行されたわけではないにせよ、この仕事をこなすためには多くの人手が必要となる。

単位の衰退と居民委員会

膨大な人員はどこから動員されたのか。

「どこにこれだけの人がいたのかと驚いた」

そう話すのは、天津市に住む日本人駐在員のYさん（30代、男性）。居住する社区には3つの入口があったが、1つに限定された。その入口では外部からの立ち入りがないか検査され、住民であっても臨時の通行証を持っているかを確認され、体温を測られた。湖北省など外地からの帰還者はいないかなど、社区内部でも頻繁に調査が繰り返されたという。

「もともと入口には不動産管理会社の警備員が立っていたが、それ以外に多くの人が封鎖式管理に協力していた。コロナの前まではこんな人々がいることをまったく知らなかった」（Yさん）

封鎖式管理の実務を担ったのは都市では居民委員会、農村部では村民委員会という基層組織だ。もとは1950年代に整備された組織で、コミュニティ内でのけんか、もめごとを仲裁したり、迷信・邪教の禁止といった政府キャンペーンに協力したりを任務とする中国版町内会であったが、新型コロナウイルス感染症の流行という大災害を機に引っ張り出されてきた。

中国の行政組織を上から順番に並べていくと、省級・市級・県級・郷鎮級となる。このうち郷鎮級に相当するものが都市部では街道弁事処、農村部では郷や鎮である（57頁の図参照）。

正規の行政組織としてはもっとも国民に近いレベルにあるが、それでも管轄する人口は膨大である。深圳市には60の街道弁事処があり、数万から数十万人単位の人口を擁している。サイズ的に見れば、日本の市区町村に匹敵する。２０２０年2月に深圳を訪問した際、後述する接触追跡アプリの運用がすでに開始されつつあり、その登録にあたっては居住地の街道弁事処を明記する必要があったが、難儀した。というのも、ある地域がどの街道弁事処の管轄下にあるかは住所を見てもわからないのだ。旅行者だけではなく、現地在住の中国人も所属について普段意識することはないため、慌てて検索したという人も多かったようだ。最下層の行政組織とはいえ、これだけ住民との接点が少ない以上、きめ細かな対応を行うことは難しい。

もともと社会主義国である中国では、都市部の行政サービスの主体は単位《ダンウェイ》だった。すべての都市住民は国営企業や集団企業、あるいは政府や大学などの公的機関などの組織に属しており、仕事だけではなく、居住地管理から医療、福祉、教育まであらゆる行政サービスを提供する場となっていた。農村部では人民公社がその役割を担っていた。

しかし、改革開放が始まると、自営業者や新興の民間企業が誕生する。新たな民間企業は社会主義経済時代の単位としての行政サービスを担う機能は持たない。また、農村から都市への移動が制限されていた状況が変わり、出稼ぎ農民を筆頭に登記された戸籍地以外に居住する人が増加していく。こうして社会主義時代の行政サービス・ネットワークは役割を果たせなくなっていった。

その代替として採用されたのが社区であり、社区を運営する居民委員会であった。居民委員会そのものは1949年の中華人民共和国建国直後から見られるが、その役割は歴史的に変化していく。改革開放により単位の役割が弱まるなか、2000年頃より最基層の行政組織としての役割が強化されていった。

社区とは元来、コミュニティの訳語であるが、近年は壁に取り囲まれた団地という実態を指すのが一般的であった。いわゆるゲーテッドコミュニティに近い。この社区を運営する住民の自治団体が居民委員会である。次頁の行政組織図でいうと、郷鎮級である街道弁事処が所管しており、基層自治体という扱いになる。ただし、正規の政府機関ではなく住民の自治的組織という建て付けになっている。実際には居民委員会のトップ（書記）は政府から給与

図　中国基層社会の行政・社会サービスの変化

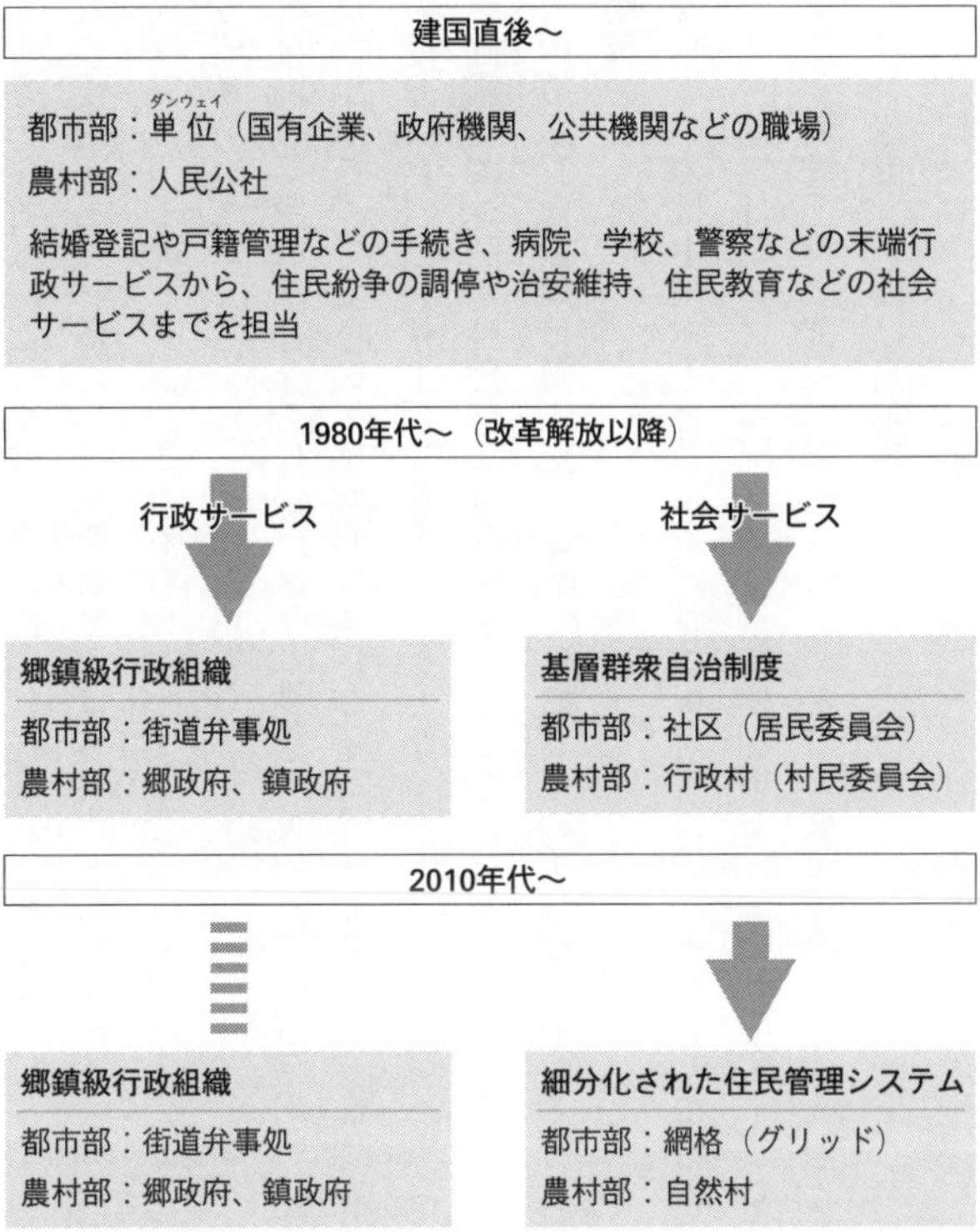
建国直後～
都市部：単位《ダンウェイ》（国有企業、政府機関、公共機関などの職場）
農村部：人民公社
結婚登記や戸籍管理などの手続き、病院、学校、警察などの末端行政サービスから、住民紛争の調停や治安維持、住民教育などの社会サービスまでを担当
1980年代～（改革解放以降）
行政サービス
社会サービス
郷鎮級行政組織
都市部：街道弁事処
農村部：郷政府、鎮政府
基層群衆自治制度
都市部：社区（居民委員会）
農村部：行政村（村民委員会）
2010年代～
郷鎮級行政組織
都市部：街道弁事処
農村部：郷政府、鎮政府
細分化された住民管理システム
都市部：網格（グリッド）
農村部：自然村

をもらう公務員である。地域ごとに待遇は違うが、北京市では平均給与の70%程度を支給するとの規定がある。俗に「居民委員会おばさん」とも呼ばれるような、人間関係のハブになっているような地域の顔役的な存在が担っていたことも多かったが、近年は若年化と高学歴化が進められている。

社区内の問題の調停から保緑（緑化と維持）、保潔（清掃）、保安（治安維持）の「三保」をはじめとして、文化的レクリエーションの展開、高齢者や貧困家庭の支援、各種の宣伝活動への協力などの公共サービスを担うこととなった。

農村部では村民委員会がこの役割を担うこととなる。改革開放により人民公社が解体され、農村の郷級行政組織は郷、鎮に改組される。その下部に位置する行政村単位の住民団体が農村委員会となる。

興味深いのは中国本土と並んで、コロナ対策の優等生とされる台湾でも類似の制度がある点だ。台湾では里（村）という基層自治体がある。全国に約7700あるが、選挙で選ばれた里長と職員1人によって運営される。1つの里が管理するのは台北市では1000～4000世帯程度。普段は高齢者のケア、住民の相談、スポーツ娯楽イベントの開催などが職務だが、新型コロナウイルス感染症の流行を受け、隔離対象者の把握や食事の配送など、物心両面のケアにあたる仕事を担っているという。

『毎日新聞』電子版が2020年4月1日付に掲載した記事「台湾の隔離策支える町内会長ヘトヘト　確認電話1日に計6時間、食事届け、公園も消毒」ではその奮闘ぶりが詳細に描かれている。台北市の光武里（住民約7800人）の韓修和里長は取材当時約50人の隔離対象者を担当していたが、朝晩2回電話し、健康状態や外出の有無をチェックしていたという。台湾では在宅隔離の際に携帯電話の位置情報で監視され、外出が確認されれば最高で100万台湾ドル（約360万円）もの罰金が科される。それでも抜け出そうとする人はいるもので、頻繁なチェックが必要となる。韓里長は抜き打ちで「すぐに返信せよ」との携帯メールを送るなど、チェックに必死だったという。

里長は選挙で選ばれ、原則は無給だが、事務補助費名目で月4万5000台湾ドル（約16万2000円）が支給されているほか、事務所とその経費も支給されるという。中国本土の居民委員会と同じく、自治組織と言いながらも政府の窓口であり、税金で人員を確保することによって、住民一人一人に顔が見える行政の窓口が機能していたと言える。

日本では町内会や自治会が居民委員会や里に相当するものとなる。立派な会館を持っている組織も少なくないが、コロナ対策では表舞台に立つことはなかった。

しかし、歴史的に見ると、日本は住民自治の公衆衛生において、アジアの先進国という様相を持つ。１８８０年代から日本では伝染病対策として住民の自治組織として衛生組合が結成され、し尿処理や市内清掃や消毒などの感染病予防対策を実施する団体として位置づけられていく。この取り組みは日本本土にとどまらず、植民地化された台湾においても展開されたほか、中国本土では日本軍管轄下の関東州でも導入された。住民を動員しての感染症対策では、１００年前の日本はアジアをリードする存在だったというわけだ。

尾崎耕司・大手前大学教授はこの衛生組合が現在の町内会、自治会の前身とも指摘している（「衛生組合に関する考察：神戸市の場合を事例として」大手前大学人文科学部論集6、２００５年）。台湾においても衛生組合、保甲制度（行政機関の再末端組織／警察の補助機関）に代表される、日本が導入した基層自治体制度が現在の里につながり、コロナ対策に活用された。

では、なぜ日本では活用されなかったのか。日本社会の分析は本書の範囲を超えるが、中国本土と比較すると、両者は鮮明な対比を描いている。日本の町内会、自治会は近年では加入率が低下していることはよく知られている。人口の流動性や単身世帯の増加により、加入を望まない層が増えているためだ。一方、中国では改革開放によって社会が大きく変化し人口の流動性が高まったことを受け、新たな役割を与えられ、強化が進んだ。強制加入の中国と任意の日本という違い、さらに給与が支給されるスタッフが配属されるなど、金銭的なリソースにも違いがあると考えられる。

世界一の巨大政党・中国共産党の現在

こうした行政組織に加えて、巨大な中国共産党の組織が全土にはりめぐらされているのが、中国の特徴だ。前述の居民委員会、村民委員会の幹部は党員であることが多く、重複している。それ以外にも多くの党員がボランティアとして、各種の警備、監視などの業務に駆り出されている。

2021年5月下旬から、広東省広州市では新型コロナウイルスの感染が広がり、80人を超える感染者が出た。現地では感染者が出た地域の封鎖式管理が実施された。前述のとおり、社区の入口を制限し、住民の出入りは厳しく規制された。

「警備や食事の配送で人手が足りないらしく、ボランティアに応募するよう連絡がありました」

そう話すのは広州市在住の大学院生のWさんだ。中国ではほとんどの人がメッセージアプリの「ウィーチャット（微信）」を利用している。その浸透ぶりは日本のLINEやフェイスブック以上で、家族や友人との連絡から仕事までなんでも利用される。電話やメール以上に活用されている連絡手段だ。中国共産党の基層支部でも、メンバーのグループチャットを作っていることが多いという。そのグループチャットを通じて、党員からメンバーが集められたという。

中国を支配する一党独裁の政党……中国共産党について、そのようにイメージしている人は多いのではないか。もちろん間違いではないが、その一言で片付けるにはあまりにも巨大すぎる存在だ。何せ2021年6月時点で党員数は9515万人、実に全人口の7％弱が共産党員という計算だ。基層支部の数も486万ヵ所と膨大で、まさに世界一の巨大政党である。習近平総書記をはじめ、7人の中央政治局常務委員を筆頭にピラミッド型の組織を構築しているが、組織の最基層にいるのはごくごく普通の人々である。中国共産党に入れば就職に有利なのではないか、有力者とコネができるのではないか、誘われて断れなかった、みんなが入っているからなんとなく入党した……そんな党員がごろごろいるわけだ。

この「普通の人としての党員」というトレンドは、近年ますます強まっている。というのも、中国共産党の拡大が続いているからだ。1980年時点の党員数は3800万人、人口比は4％弱だった。この40年間で総数、人口比ともに大きく拡大しているわけだ。

図　中国共産党党員数の推移

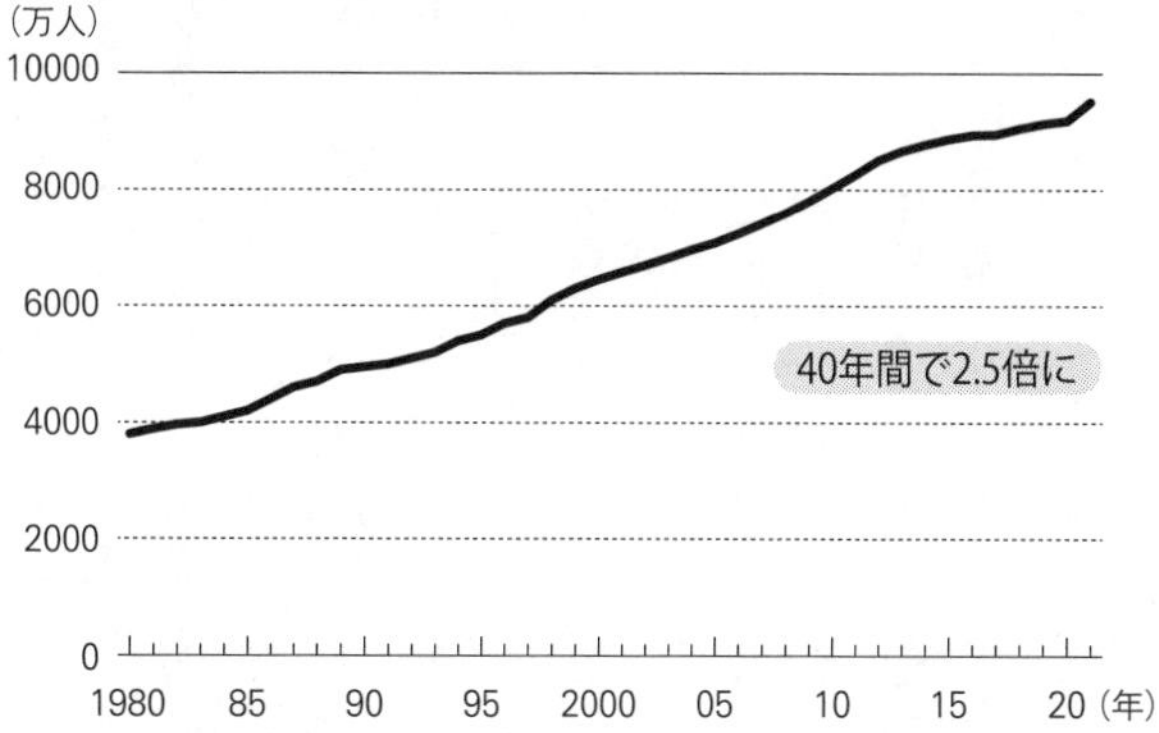

出所：中国共産党党内公報

２００１年、江沢民《ジアンズーミィン》総書記（当時）は七一講話を発表し、「民間テック企業の創業者と技術者、外資企業に雇用された管理職および技術者、個人事業主、民間企業経営者」などを新たな社会階層と定義し、中国の特色ある社会主義事業の建設者と位置づけた。

これにより、資本家や企業管理職の中国共産党入党の道が開かれることになる。改革開放とともに生まれた新たな職業、階層の人々をも取り込もうという試みだ。現在では企業経営者、幹部、技術職の党員は２４００万人を超え、全党員の４分の１超を占めるにいたっている。

若い世代のエリートの党員比率は特に高い。メッセージアプリ・ゲーム大手のテンセント（騰訊）は３万人超の従業員のうち、約８０００人が党員だという。本社ビルの真下には「党と一緒に創業しよう」と書かれたモニュメントが設置されている。

外資系の民間企業にも党組織を作るようにとの圧力が高まっている。というのも、党規約にあたる中国共産党章程の第30条には「企業、農村、政府機関、学校、研究機関、街道社区（都市の基層自治体）、社会組織、人民解放軍連隊およびその他基層単位では、正式な党員が3人以上いる場合には、党の基層組織を成立させるべきである」と規定されている。民間IT企業にせよ、外資系企業にせよ、優秀な中国人学生を雇えば党員である可能性が高いため、3人以上の党員などあっという間にそろってしまう。

大学生の党員は196万人に達している。大学在籍者数2696万人の7％に過ぎないが、エリート校であればあるほど、党員比率は上がる。世界的な大学ランキングであるタイムズ・ハイアー・エデュケーション（THE）でアジアトップに選ばれている清華大学では、2020年の修士課程入学者の36％、博士課程入学者の47％が党員だった。

さらに共産党以外にも中国共産主義青年団（共青団）という組織もある。14～28歳の若者が所属する下部組織だ。2017年末時点で8124万人の団員が加盟している。うち、中高生および大学生は5795万人、基層支部の数は358万ヵ所に達している。

平常時には共産党員以上にボランティアに動員されている。共青団中央が中国青年ボランティア協会と共同で運営しているサイト「ボランティア中国」では8000万人がボランティア参加に応募しているが、その大半が団員と見られる。横断歩道で信号無視をしないような声がけから、貧困地域への支援、ゴミ拾い、植樹、社区での高齢者の手伝いなど、活動の内容はきわめて多岐にわたる。新型コロナウイルスの出現によって、感染対策も新たな役割の一つになっている。

なお、6〜14歳の子どもが所属する少年先鋒隊という組織もある。こちらはほぼすべての児童が参加している。2010年の時点で1億3000万人もの隊員数を要しているが、まだ子どもということもあり、コロナ対策のボランティアへの動員は確認されていない。

9515万人の党員と8124万人の団員を合計して1億7639万人……と単純計算できないのが悩ましいところだ。というのも団員から党員に昇格するケースは多いが、28歳までは団員かつ党員という二重の肩書きを持っているケースが多い。重複を省いた総数についての統計はないが、それでも全人口の1割、1億4000万人程度は中国共産党党員と共青団団員が占めていると見られる。共産党員は人民群衆の先鋒模範としての役割を果たすと定められている。実際には党員、団員になるだけはなるが、とりたてて活動に参加していないという者も多かったが、この未曽有の危機において、大動員がまっさきにかけられる対象、人員プールとしての役割を果たすこととなった。

キーワードは網格（グリッド）化

居民委員会、農村委員会という、住民にとって顔の見える組織が存在したこと、巨大な中国共産党と共青団という巨大党組織を中核とした、ボランティアの動員によって、外出規制、隔離、消毒、手洗いなどの感染予防の啓蒙といった公共衛生業務から、食事の配送や老人のケア、あるいはエッセンシャルワーカーの移動といったロジスティクス（物流・補給等の後方支援活動）がまかなわれていた。

その動員力と、住民への近さには驚くしかないが、中国政府はそれではまだ不足だとして、さらに密度を増した社会管理手法を導入した。それが「網格化管理」（グリッド・マネジメント）である。

「網格」（グリッド）とは「格子状の」という意味だ。米国のオバマ政権下で強く推進された、新型電力網「スマートグリッド」構想が特によく知られているが、電力やガスの供給単位を小単位に分割し、それぞれの単位の利用状況を通信技術でリアルタイムに把握し、コンピューター制御で効率の高い手法を採用することを目的とした。

中国ではこのグリッドの発想を社会管理に活用しようとする構想が生まれている。1つの社区はおおむね1000～3000世帯を擁しているが、それをさらに細分化し、300～500世帯程度に分割したものが網格だ。それぞれの網格には網格長という職員が置かれている。その職務は居民委員会と重複するところが多いが、担当地域内を巡回し、住民との直接対話を通じて問題が起きていないか情報を収集することにある。こうして収集された情報はパソコンやスマートフォンなどのデジタルデバイスを活用して日誌として報告され、網格、居民委員会（社区）、さらに行政機関である街道弁事処と情報を共有して、問題の早期発見と対処にあたることとされている。

この網格化の歴史そのものは古い。中国ウェブメディア「創新研究」が2020年12月に発表した記事「ポストコロナ時代のスマートシティ、グリッド化管理と実践」によると、中国で初めてグリッド化が導入されたのは2004年の北京市東城区が始まりであり、翌年には住宅・都市郷村部の指示で中国全土に広められた。もっともこの時点では都市管理局隊員（城管、無許可の屋台や違法経営店舗、違法建築などを取り締まるための部局）や警察官の担当地域を細分化、明文化するための措置だったという。一人一人に地域が割り当てられ、責任を持つようにとの仕組みだ。
その後、2013年になって社会統治強化の新たなシステムとしての強化が始まる。11月に開催された第18期中国共産党中央委員会第3回全体会議（第18期三中全会）で合意された「中国共産党中央委員会による、若干の重大問題に関する改革の全面深化の決定」では、社会管理体制のイノベーションとして、次のような内容が盛り込まれている。

社会管理方式を改善する。体系的管理を堅持し、党委員会の領導を強化し、政府の主体的な役割を発揮するとともに、社会各方面の参与を奨励、指示する。政府管理と社会の自律的調節、住民自治の良好な相互作用を実現する。（中略）網格化管理、社会サービスを方針として、基層総合サービス管理プラットフォームを構築し、人民群衆の各方面各層の利益遡及をすみやかに反映、協調させる。

もともと居民委員会の役割とされていた政府と住民との接点、住民ニーズや社会問題の把握という機能が、網格に求められたわけだ。この決定を受け、中国各地で新たな網格化の整備が進められることとなる。

その後、専門職員である網格員が配属されるようになり、居民委員会よりも住民に近い、情報収集、行政サービスの末端機能という役割を持つようになっていった。網格員には「格格」（ググー）という愛称も用意されているが、これは「哥哥」（兄貴）という単語の掛け言葉になっている。人々に親しみやすい存在をめざしていることがここからもうかがえる。

もっとも、網格、網格員という存在が、新型コロナウイルス感染症の流行前にどれほど機能していたかについては疑問は残る。顔の見える存在をめざしていたはずなのに、網格と網格員についてまったく知らないという人も多い。取り組みの進んだ自治体では整備が進められていたが、その進展は地域によって大きな差異があったほか、制度としては存在しても、網格員はパートタイムでたいした仕事をしていないというケースも多々あったようだ。恥ずかしながら私も以前は網格員という存在を知らなかった。中国の知人に話を聞いても異口同音に以前は知らなかったとの答えが返ってくる。

この状況が新型コロナウイルスの出現で大きく変わった。中国紙『法制日報』によると、中国全土にフルタイム、パートタイムあわせて４５０万人近い網格員がコロナ対策に動員された。居民委員会、共産党ボランティアに加え、網格員こそが最前線での対策にあたった人々となった。

北京市では8万5000人の網格員による「ノック・アクション」が展開された。網格員が全世帯を訪問し、どこに誰がいるか、発熱などの問題はないかを確認していくという作業だ。ロックダウン下における湖北省では17万人近い網格員がノック・アクションに参加したという。

中国には「一刀切」という言葉がある。現場の違いに配慮せず、上からのルールで大ざっぱに処理することを意味する。「一刀切」ではなく、実情に合わせた細やかなルール策定をしなければならない、という形で使われるのだが、14億人の人口大国において、細かな事情に配慮していると何も進められないというのが現実だ。かけ声とは裏腹に中国の取り組みは大原則を定めた「一刀切」を行った後、それではうまくいかないもろもろの例外ケースには人力で対処するということが多い。コロナ対策はまさにその典型となった。

感染経路の切断という大原則を、きわめて暴力的な手法で貫徹した。そして、そこからはみ出た例外事例は中国共産党党員、居民委員会、網格員などの基層社会の人力という物量、大動員によって対処したのである。

第2章

デジタルに導かれる人々

健康コードのアプリ画面
(高須正和氏提供)

1　大動員を可能にしたもの　①デジタル動員

デジタル化が支えた動員

第１章では中国のコロナ対策を見てきた。徹底的な感染経路の切断と、大動員によってそれを確認し、かつ例外ケースを処理することによって、史上最大のロックダウン、14億人の統制は実現されている。

物量によって対策は支えられていた。しかし、いかに中国が人口大国であっても、この大動員には巨大な負荷がかかる。また、多くの人員を動員した時、いかにして彼らを統率するか、ヒューマンエラーが起きないようにするかという問題も重くのしかかってきた。

ＳＦ小説のディストピアに描かれているような、魔法のようなデジタル化は中国のコロナ対策では実効性を持たなかったと述べたが、それはデジタルが活用されなかったという意味ではない。大動員をサポートする裏方として活用されることになる。

その活用シーンは、①「デジタル動員」、②「本人確認」、③「データ共有」、④「省人化」、⑤「不正防止、エラー防止」に分類できる。

デジタル動員については、第1章で取りあげた、網格員から話を始めよう。彼らの仕事は地域を巡回し、何か問題が起きていないかをチェックし、人々とコミュニケーションを取ることである。まさにアナログそのものの業務なのだが、興味深いのは最末端の行政サービスとして網格が位置づけられた2013年から、デジタルでの情報共有が制度の前提とされていた点にある。

前出『新型肺炎の突発的流行に対する社区の対策：組織と管理』は網格化管理について、次のように述べている。

網格化管理とは本質的には一種の情報化、デジタル化管理モデルである。主に現代的なインターネット技術とデータベースを運用し、個々の網格に動態的、精細、そして全方位の管理を行い、きわめて効率的に社区の統治と住民のニーズを満たすものである。新型コロナウイルス伝播との戦いにおいて、インターネット情報技術の合理的かつ有効な運用はきわめて重要である。なぜならば、COVID－19ウイルスは人から人に感染する特徴があり、国家は都市住民に接触、外出を減らすよう呼びかけている。こうした対策の一部は網格のデジタル化機能によって完成される。

具体的なメリットとして二つがあげられている。一つはデータ共有だ。社区の出入りや外部からの訪問者、発熱が確認された数などのデータはリアルタイムで街道弁事処、居民委員会、あるいは近隣の網格と共有される。流行の兆候や、人員移動の拡大などがあれば、すぐに察知し、対策ができるというわけだ。こうした情報共有体制が構築されている中国から見ると、日本のデジタル化の遅れは驚愕だ。

「想像できますか？　日本のコロナ感染統計は全部手作業って」

これは中国紙『新京報』の2021年2月19日付記事のタイトルだ。日本では委託を受けた事業者が各都道府県のウェブサイトを目で見て、新型コロナウイルス感染症の新規感染者数、死亡者数を集計していると政府が認めた。あまりのアナログぶりは海を越えて、遠く中国でも話題となった。

もう一つのメリットが住民サービスの向上だ。スマートフォンからの連絡、あるいは老人見守り機能を持ったウェアラブルデバイスからの連絡を受けることで、実際に訪問しなくとも住民の状態や要望を把握できる。前述したとおり、コロナ対策において網格のスタッフがやるべき仕事は膨大だ。わざわざ訪問するかわりにチャットで済ませる、あるいは老人が倒れていないかどうか、デジタルデバイスを見るだけで確認できるとなれば、手間を大幅に減らせるわけだ。

新型コロナウイルス感染症流行前から、網格ではデジタル化が進められていた。巡視して気づいた問題点はスマートフォン・アプリなどを通じた日誌として記録される。その情報はリアルタイムで居民委員会や街道弁事処などの上級機関に共有されることになる。各地域で手法は違うが、網格員専用の報告アプリが用意されていることも多い。

ITベンダーの森普ソフトウェアは、網格員向けシステムの開発を手がけている。同社によると、システムには次のような機能が盛り込まれているという。巡視中に発見した住民の変化や、マンホールや電柱など公共施設の破損について報告する機能、基本的に現場での単独行動が多い網格員の出勤管理、何かの問題が起きた時にその事件についてどのような調査、対応を行ったかを一括して表示する機能、新政策や社区内の通知などの情報についてメッセージを送り、網格員は読了ボタンを押して理解したことを表明する機能……。他にも地域住民向けアプリと連動し、不審者がいる、どこそこの公衆トイレが壊れているなどの通報が担当者に送られるといった機能が加えられていることも多い。

森普ソフトウェアは2003年に成立したIT企業だが、共産党向け、社区や街道弁事処などの自治体向けの管理システム、いわゆるB2G（ビジネス to ガバメント、政府向け）を事業としている。網格員の管理システム以外にも、共産党支部管理システム（誰がメンバーか、党費を払ったか、勉強会に誰が参加したかなどを記録）、公務員業績管理システムなどを作っている。古い住宅地の回収事業をサポートする「スマート土地収用システム」なるものまであり、プロジェクトの進捗管理、対象地住民の基本情報、土地収用の補償金や代替として支給する住宅の管理などの機能が盛り込まれているという。このようなB2Gを手がけるITベンダーは中国には多い。行政デジタル化に伴って着実に需要が伸びている成長分野だ。

網格員は普段、それぞれの持ち場に散らばっているわけだが、スマートフォンを通じて上級機関と連携し、その仕事ぶりを監視されているわけだ。

行政通報アプリ

デジタルによって人を動かす。この仕組みは今や網格員だけではなく、さまざまな場所で活用されている。たとえば汚職など中国共産党党員の紀律違反を取り締まる中国共産党中央紀律委員会は2013年にスマートフォン・アプリを公開している。ニュースや党幹部の講話を伝えるという閲覧機能と同時に実装されているのが通報機能だ。アプリの画面をタップしていけば、簡単な操作で党員の不正疑惑の通報ができてしまう。
２０１７年には北京市朝陽区のアプリ「朝陽群衆」が公開された。不審者などを発見したら警察に簡単に通報できるというアプリだ。中国紙『新京報』はその利用シーンについて次のように報じている。

2月15日、北京市民の崔さんは東三環路付近で、不審な男性3人を見かけた。どうやら女性の後をこっそりと追いかけているようだ。疑わしく感じた崔さんは携帯電話を取りだし、ひそかに男たちの写真を撮影。朝陽群衆アプリを開いて写真を情報提供した。通報を受けた現地の派出所は捜査を開始し、携帯電話スリの証拠を確認した上で容疑者を逮捕、証拠品として盗品の携帯電話を押収した。

企業の世界でスマートフォンを使って人を動かすビジネスが広がる一方で、行政もまた類似の動きを見せていたわけだ。ちなみに重要な情報提供があった場合には報奨金が支払われることも規定しており、正義感や治安への不安だけではなく、経済的な動機づけも組み込まれている。

ほかにも、さまざまな行政部門がアプリやウェブサイトを経由しての情報収集、通報受付のチャネルを持っている。近年、スマートシティが注目を集めている。防犯カメラや電力・ガスのスマートメーターなどのセンサーから都市内のさまざまなデータを収集し、コンピュータを活用して自律化した解決を行う……というのが理想的なイメージだが、実は、センサーの設置だけではなく、デジタルツールを通じて、住民の協力を得る試みも含まれている。

ちなみに、そうした行政サービスに市民の協力を得ようとする試みを行っているのは、中国だけではない。東京大学が中心となって開発したスマートフォン・アプリ「My City Report for citizens」は、道路の損傷、公園の不具合、ゴミの不法投棄などの問題を住民が発見した時、アプリを通じて行政に報告できるというサービスだ。テキストのみならず、写真や位置情報も簡単に送れるため、電話よりもはるかに簡単に連絡でき、しかもわかりやすく状況を伝えられる。汚職官僚や犯罪の摘発という中国で主流となっている行政通報アプリと一緒にするなと怒られそうだが、スマートフォンを通じた市民のボランタリーな行動のサポートという側面では類似している点も多い。

網格員の管理もまた、この延長線上に位置づけるとわかりやすい。パートタイムも含まれているが、給与が支払われる仕事という位置づけであり、仕事内容そのものは基層社会を巡回し、住民にとって顔の見える存在になるという役回りだ。彼らの日々の記録をデジタル化によって、上級の組織と共有し、記録として残すこと。俗に「網格化＋ビッグデータ」という形で表現されるが、住民のなかに入り込む制度とデジタルを組み合わせることで、より精緻な現地社会把握をめざしていたわけだ。

「網格＋ビッグデータ」の手法

こうした取り組みが大きな成果をあげたのが、２０２０年に実施された国勢調査だった。14億人の人口大国において、誰がどこに住んでいるのか、ある地域に誰が住んでいるのかという人口の基本データを把握することはきわめて困難だ。中国全土から多くの人が集まる移民の街である深圳市などはその代表格だろう。同市は19年末の居住人口は１３４３万人と発表していたが、１年後の20年末には１７５６万人と４００万人以上の増加となった。一大移民ブームが巻き起こったわけではない。国勢調査を行ったことによって、今まで把握されていなかった住民が数百万人単位で見つかったというわけだ。平常時の人口把握と比べれば国勢調査の精度は高いとはいえ、出稼ぎ農民などの流動人口も多いほか、一人っ子政策の罰金を逃れたことにより生じた無戸籍者、あるいは債務を逃れて身分を隠している人間であるといったケースもあるほか、単純な計算ミスや調査忘れといった問題もある。

中国の国勢調査は10年おきに実施されているが、2000年の調査では遺漏率は0・18%、2010年は0・12%と推計されている。それが2020年の調査では0・05%にまで減少している。大きく精度をあげた原動力となったのが、「網格+ビッグデータ」の手法だった。国勢調査には700万人以上の調査員が動員されたが、各戸を訪問し調査する際には紙による記録ではなく、電子機器に直接入力し、その情報はリアルタイムで政府のクラウドサーバーに送信される形式が採用された。たんに情報がすみやかに収集できるだけではなく、どの調査員がいつ調査し記録したのかが確認できる。調査員に問題があった場合には処罰が与えられるが、さぼったり適当に記入したりというごまかしが難しくなったわけだ。また、国勢調査で収集されたデータは、政府が持つ行政記録やその他のビッグデータと突き合わせることによって精度を高めたという。

この「その他のビッグデータ」について詳細は説明されていないが、公共料金の支払い履歴などの行政データに加え、民間IT企業のデータが活用されたのではないかと私はにらんでいる。というのも、コロナ対策では活用された事例があるためだ。EC（電子商取引）大手のJDドットコム（京東）は傘下の配送員の集配経路をデータとして記録することで、小さな路地までも網羅した高精度のデジタル地図を作製している。北京市や南京市ではこのデータを活用することで、濃厚接触者の行動経路の特定に関する手間が数百分の一になったという。ある地域に住む人間がどのような経路をたどって移動しているかという人流データとして活用したのではないかと推測できる。一人一人の人間に関する細かなデータまでも活用するハードルは高いが、企業の統計データを行政の持つデータと組み合わせることができれば、活用法は広がりそうだ。

2 大動員を可能にしたもの ②本人確認

デジタルチャイナの分水嶺は2014年

行政を含め、あらゆる場所にデジタル化を取り入れる……いわゆる「数字中国」（デジタルチャイナ）はいつ始まったのか？　実はその歴史は比較的浅い。2014年が分水嶺となる。現在、携帯電話の主流通信規格となっている4Gは、中国では13年末に始まった。それまでの携帯電話とは違い、4Gによって人々はいつでも、どこでも、十分な速度を持ったモバイル・インターネットにアクセスできるようになった。

パソコンを使ったインターネットでは、中国は後発国の座を脱することはできなかった。1990年代末から2000年代初頭にかけて設立された、検索大手のバイドゥ、EC大手のアリババグループ、メッセージアプリ・ゲーム大手のテンセントと、いわゆる「BAT」と呼ばれる有力民間IT企業は成長していたものの、サービス内容そのものは、GAFA（グーグル、アップル、フェイスブック、アマゾン）など米国企業が生み出したモデルの模倣という色合いが強い。日本でも米国発の最新サービスをいち早く導入する「タイムマシン経営」という言葉が流行した時代もあったが、中国では日本以上に模倣と導入に積極的だった。

世界的に見ると、米国のIT企業がグローバル展開を強化していくにつれ、ローカル企業は劣勢に立たされるという大きなトレンドがあるが、中国は14億人という巨大市場を有しており、国内市場を制覇するだけでもグローバル企業と伍するだけの実力を手に入れられること、そして中国政府による強力なネット規制によりグローバル企業の進出が難しいという参入障壁によって守られてきた側面がある。中国経済が成長し、日本を抜いて世界第2の経済体となった後も、「図体はでかくても技術力はまだ途上国」と見られることが多かったが、それはデジタル化の分野でも同様であった。

この状況が一変したのがモバイル・インターネットだ。パソコンを使ったサービスが、日本や米国などの先進国と比べれば、普及していなかったこともあり、すべてのサービスをスマートフォンに集中することにより、モバイル・インターネットの利便性は飛躍的な成長を遂げる。パソコンよりもスマートフォン向けのサービスを優先させる「モバイル・ファースト」とのかけ声がありながらも、パソコンの世界からなかなか脱却できずにいる日本とは好対照を描く。

いとも簡単な本人確認

モバイル・インターネットの普及を助けるデジタル・インフラも整っていた。それが2004年から公布が始まった第二世代身分証だ。ほとんどすべての行政データは身分証番号と呼ばれる国民IDに紐付けられているため、複数のデータを統合することも簡単だ。さらに2010年代に入ってから携帯電話番号の取得に身分証の登記が必須となったため、携帯電話番号も身分証番号と直結する、強力な本人確認の機能を持つツールとなった。中国ではスマートフォンの新たなアプリやサービスに登録する際に携帯電話番号を入力するだけで済むことが多い。携帯電話向けに確認のショートメールが送られてきて、そこに記載されたパスワードを入力するだけで本人確認は終わり。身分証と携帯電話番号が紐付けられているからこそできることだ。

それだけではない。身分証の顔写真データは行政府のクラウドサーバーに保管されている。そのためＡＩカメラの顔認証機能を使うだけで、簡単に本人確認が可能となる。現在では高速鉄道の改札がチケットレス化されたが、身分証がなくとも顔認証だけで本人確認ができるからこそ可能なわけだ。

身分証のような国民ＩＤをコロナ対策に活用しているのは中国だけではない。そう、この大動員とそれを支えるデジタル技術は、中国のみに見られるものではないのだ。韓国では大規模なＰＣＲ検査、調査スタッフを増員しての感染経路追跡という動員に加え、国民ＩＤである住民登録番号に基づき、出入国履歴やクレジットカード、交通カードの利用履歴、携帯電話の位置情報など各種情報の統合、さらに監視カメラ映像の活用まで行っている。

なぜ、韓国はこのような対策をとることができたのか。「韓国の感染症関連の法制度はもともと日本と大きく異なるものではなかった」と、國學院大学の羅芝賢専任講師は指摘する。転機となったのは２０１５年のＭＥＲＳ（中東呼吸器症候群）の流行だ。国民の不安感が増大し、激しく政府を突き上げたことで緊急の法改正が行われ、前述の情報活用は合法化された。

コロナ対策の成功例として知られる台湾でも同様で、2003年のSARS流行をきっかけに、動員体制と国民IDである国民識別番号の活用を含めた情報収集、統合の仕組みが整えられた。

一方、日本は1960年代以後、何度か国民IDの導入を試みてきたが、いずれも失敗に終わった。現在、マイナンバーカードの普及率は低い。

羅講師は「世界的に見ても、導入を実現したのは韓国、台湾、エストニアなどの後発福祉国家ばかり。アメリカやイギリス、ドイツ、日本などの先発福祉国家は失敗している」と指摘する。後発福祉国家では既存の住民番号を流用する形で、新規の社会保障サービスを導入し、複数の行政情報を統合する国民IDが形成されてきた。中国の身分証も、1980年代に導入された仕組みが、その後多くの行政サービスに活用されるという形で発展してきた。

一方、先発福祉国家では行政サービスごとに個別の管理体系が構築されている。日本では戸籍、住民票、健康保険、納税などの事業ごとに番号が分かれ、それを管理する主体も異なる。

統合にはコストがかかるうえ、市民にとってメリットが乏しいため、受け入れる動機が弱い。羅講師は「福祉行政の向上をもたらさない形での国民ID導入は今後も難しい」と予測する。

近年の急激なデジタル技術の進展は、福祉の向上だけではない、多くのメリットをも生み出している。その最先端を走る中国では、国民ＩＤを軸としたデータ統合により、行政効率が大きく向上した。結婚や住宅ローンの申し込みなどのたびに、無数の役所を駆けずり回らなければならないのが中国人民の不満のタネだったが、近年ではスマートフォン１つで完結することも多い。一部地方では離婚申請までスマートフォンでできるという徹底ぶりだ。中国政府は「データを走らせ、市民の足を引っ張るな」をスローガンに、行政デジタル化は国民の利益に資するものだとして強烈に推進している。

病院の整理券の入手先はダフ屋からスマートフォンへ

そうして現れたサービスのなかでも突出しているのが、シェアリングエコノミーだ。自家用車を使ってタクシー業務を行うライドシェアやレストランの食事を配送してくれるデリバリーサービスといった、世界でも普及しているサービスに加え、トラックの手配、薬の購入、市場やスーパーでの買い物、家政婦、さらには自分の代わりに病院の整理券をとってきてくれるサービスなど、さまざまな分野で「スマートフォン・アプリを通じて人手を借りられるサービス」が普及した。

インターネットを通じて、細切れの仕事を請け負う。ギグセッション（ミュージシャンたちによる1回限りのコラボレーション）とかけて呼ばれる、「ギグエコノミー」が中国ではスマートフォンの普及とともにすさまじい勢いで広がった。

面白いところでは、医療への導入がある。これを見ると、中国のモバイル・インターネットとギグエコノミーの展開がよく理解できる。

「インターネット＋医療」は２０１５年が起点とされる。この年だけで２４８社もの医療ベンチャーが資金調達に成功し、「メディテック（メディカル＋テクノロジーの造語）」ベンチャーが数多く出現した。

最初のイノベーションは待ち時間の解消だ。中国の病院はとにかく混雑している。その背景には医療体制のゆがみがある。中国の病院は、規模に応じて無級から3級に区分される。東方証券による医療ＩＴ産業に関する報告書（２０２０年2月）によると、大病院である3級病院は全体の7・7％にとどまるが、治療している患者数は51・7％と過半数を超える。さらに病床利用率も97・5％とほぼ飽和状態だ（２０１8年の統計）。つまり、中国は日本以上に、患者が大病院に集中しパンク寸前、一方で中小病院はガラガラという状況なのである。

しかも混雑と行列は診察前の1回だけではない。検査、薬の受け取りと、そのたびに受付と行列が待っている。健康体の私は幸いなことに中国の病院のお世話になったことはないが、知人友人の付き添いで病院に行く機会が何度かあった。そのたびに一日中行列に並ぶと覚悟を決めて行くのである。一方で、この状況を回避する裏技もある。それがダフ屋だ。病院にダフ屋というと驚きだが、中国では一般的で、受付の整理券が転売されているのである。以前は病院でダフ屋を探して整理券を買う必要があったが、ネット通販が発展するとスマートフォンから整理券を買えるようになった。倫理的な問題は別として、すこぶる便利だ。

そして2015年になると、病院が正規にネットで整理券を発行するようになった。アリババグループの決済アプリ「アリペイ（支付宝）」やテンセントのメッセージアプリ「ウィーチャット」など、大手ITプラットフォームを通じて簡単に予約できる。ダフ屋撲滅に力を注ぎ込むのではなく、ダフ屋よりももっと便利なサービスを開発したと言えるだろう。

さらに一般薬の配送も比較的早くに始まったサービスだ。日本でもコロナ禍を機に一気に認知度を上げたウーバーイーツなどの出前代行サービスだが、中国ではより柔軟な形式が導入されている。日本のウーバーイーツはサービスに対応した店の食事しか出前してもらうことができないが、中国では店がテイクアウトの対応さえしていれば、配達員が一般客として

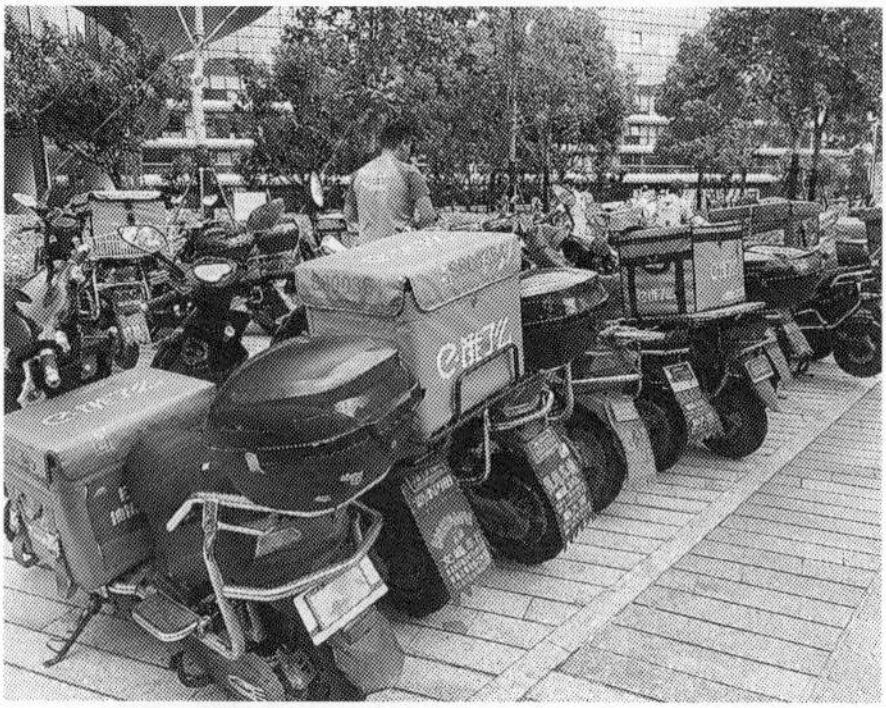

オフィス街の道端で注文を待つデリバリー配送員

店で購入し運んでくれる。こうなると、出前というよりは、スマートフォン経由でお使いを頼めるというほうが近い。飲食店の料理以外に、「市場で肉500グラムと卵10個を買ってきて」といったことまで頼める。同様に、処方せんの要らない一般薬を薬局で買ってきてもらうことは以前からできたし、後にはチェーン薬局と出前代行企業が提携し、正規サービスとして薬の配送を行うようになった。

看病難、看病貴、看病煩、看病弱

俗に、革新的なイノベーションとは、ペインポイント（悩ましい課題）を解決することにあると言われる。中国医療のペインポイントはよく「看病難、看病貴、看病煩、看病弱」（大病院で診療を受けるのが難しい、医療費が高い、病院の手続きが面倒臭い、中小病院が信じられない）という4つの言葉で表現される。

中国ではまずはインターネット予約で「看病煩」を解決した。「看病貴」の解決は難しいが、それでもユニークなサービスが登場している。それがP2P型保険だ。一般の保険は契約者と保険会社の契約関係だが、P2P型保険は、加入者が治療を受けた場合、実際にかかった費用を他の加入者が頭割りして支払うという仕組みである。つまり誰も治療費を使わなければ、支払額はゼロになる。逆に治療費が多ければ支払額は増える。P2P型保険の元祖であるアリババグループの相互宝では、支払額は最大で年間188元まで（約3200円：2019年の規定）と決まっており、この上限を超える分についてはアリババが負担する。なお、2019年の負担額は29元（約490円）に抑えられたという。通常の保険では、保険金の支払いが少なければ少ないだけ保険会社が儲かるので、保険会社と契約者は利益背反の関係となる。一方P2P型保険では、保険会社の収入は支払い額に応じた手数料（相互宝の場合は8％）なので、むしろ保険金支払いが多いほど売上げが増える。保険金の払い渋りが起きづらい仕組みというわけだ。一方、P2P型保険がカバーする病気の種類はまだ少なく、加入者も若者が多いために保険金の支払いが少ないという側面もあり、今の時点で評価を下すことは難しいが、「看病貴」というペインポイントを、デジタルの力で解消しようとした試みである点がユニークだ。

さて、残る「看病難」と「看病弱」だが、こちらはコインの裏表とも言える。中小病院が信じられないから、大病院で診療を受けたいが、医療リソースには限界があるので受け入れ数に限りがある。また、田舎にはそもそも信頼できる大病院がないという問題もある。しかし、これこそまさに遠隔診療で解決できる問題ではないか。遠く離れた大病院を、家にいながら受診でき、しかも大混雑のなかで待たされることもない。まさに理想的なのだが、実は中国政府はこの遠隔診療の導入にきわめて慎重なのだ。15年にインターネット病院の設立許可を出し、遠隔診療を解禁したが、当初は僻地や農村など医療リソースが不足した場所に限定していた。18年には地域的な制限を撤廃したが、遠隔診療を実施できるのは慢性病を中心とした一部のみ、しかも初診は遠隔診療では行えないという制限が課されていた。さらにインターネット診療は公的医療保険の対象になっていなかった。初診と保険の問題が一部解決されたのは新型コロナウイルス感染症流行後のことであり、病院での感染を避けるためにやむなく導入したという側面がある。法制度の進展で見ると、この分野では日本も中国もあまり変わらなかった。

新しいものに真っ先に飛びつく中国が、なぜインターネット診療には慎重だったのだろうか。それは既存の医療体制を破壊しかねないという危惧があったからだ。インターネット診療が一気に普及すれば、中小病院の経営を破壊しかねない。基層社会の医療体制が弱体化すれば、長期的には医療の質の低下にもつながりかねず、新型コロナウイルスのような感染症の大流行に対処する能力が弱体化することも考えられる。そうした警戒論から、インターネット診療はきわめて限定的な使われ方しかされてこなかったわけだ。

オンライン健康相談の流行

だが、別の形で「看病難」と「看病弱」を解決するサービスが発展している。その一つがインターネット健康相談だ。インターネットでの診療と健康相談では何が違うのか。スマートフォンを使い、音声に写真、動画、文字メッセージを加えて医師に話を聞いてもらうというところまでは同じだ。違うのは前者が医療行為と位置づけられて、処方せんの発行が可能な点だ。後者は医師がただアドバイスするだけなので処方薬を買うことはできないが、軽い病気ならば家で寝てなさいとか、薬局で一般薬を買いなさいといった指示はあるだろう。重病ならば結局は病院での診察が必要になる。

こう比較すると、オンライン健康相談というあいまいなものが必要なのかとも思うが、実際にはかなり普及している。前述のとおり、中国では中小病院や診療所と呼ばれる小規模医療施設を、国民の多くは信頼していない。しかし大病院はあまりに混雑している。そこで、薬をもらえるわけではないが、少なくとも今の症状が危険かどうかのアドバイスをもらえるオンライン健康相談を重宝するのだ。

　インターネット健康相談の仕様はほぼ共通で、アクセスすると、医師の顔写真がずらりと並び、評価や金額などが一覧で表示される。掲載されている医師のほとんどが3級甲医院（級は前述のように病院の規模、甲乙丙は病院の医療水準を示す）所属の信頼できる医師だ。しかも脳神経外科、泌尿器内科といった細かい専門の指定ができる。価格は医師ごと、あるいはチャット、電話、ビデオ通話といった使用ツールごとにまちまちで、安ければ10元（約170円）、高ければ1000元（約1万7000円）というケースもある。電話で話を聞いてもらうだけで1万7000円はちょっと高いようにも思えるが、安心と時間をお金で買うことを考えると、むしろ高ければ高いほどありがたいのかもしれない。特に安心できる大病院が地元にない地域では、交通費を考えれば安いものかもしれない。

　面白いのは医師にとってもメリットがある点だ。チャット、電話、ビデオ通話のいずれの手段にせよ、医師は空き時間を使って回答が可能で、手軽な副業として報酬を得られる。いわば医師のギグエコノミーだ。中国では配車アプリや出前代行など、スマートフォンで仕事がマッチングされ、空き時間を活用して自由に働けるギグエコノミーが盛んだが、医師までもがそうした仕組みに取り込まれている。

医師の「副業」としては、多拠点勤務という形態もある。医師が勤務先以外の病院で診療するのは日本でもありふれた話だが、中国の多拠点勤務は有名病院の医師が中小病院の設備を借りて、患者の近くで〝営業〟するといった雰囲気が強い。「来週の水曜日、あの高名な××先生がやってきます」といったポスターが張り出されることもある。さらに著名医師の副業勤務用に病院設備だけを貸し出すサービスも現れた。出張医師が借りるレンタル病院である。

オンライン健康相談や多拠点勤務という新しい形態が登場した背景には、医師の所得という問題もある。中国の医師の平均年収は11万7000元（約200万円）。中国の物価、平均年収からすれば高所得に属するが、世界における「もっとも高所得の職業」の水準とはほど遠い。IT大手テンセントが運営する中国ポータルサイトの騰訊網は2019年1月に「給与を知っても、まだ医者になりたいですか？」という記事を掲載している。そのなかで、せめて会計士や弁護士のように年20万～30万元（約340万～510万円）の収入は必要ではないか、そうでなくては副業に走り、さらには患者からの心付けや製薬企業からのキックバックを重要な収入源とするような、不適切な状態は解消されないと指摘している。結局のところ、こうした課題の解決には、地道な取り組み以外の方策はなさそうだ。

3　大動員を可能にしたもの　③データ共有

スマートシティという幻想

「インターネット＋医療」一つとってみても、中国の発展は目覚ましい。世界をリードするデジタル大国として中国が世界的な注目を集めたゆえんだ。ところが中国国内からは異なる評価もあるようだ。

「突然の疫病の襲来によって、人々のスマートシティ・コンピューティングという幻想はほぼ崩壊するものとなった。」

これはコロナ対策で、中国のビッグデータ＋網格化が果たした役割を分析したテクノロジーに関するブログメディア「智能相対論」が2020年3月に発表した記事「戦疫下における〝ビッグデータ＋網格化〟管理、誰がスマートシティのロードマップを転覆させたのか？」の一節だ。

スマートシティとは監視カメラやＩｏＴ（モノのインターネット）機器を使って各種の情報を収集し、ＡＩなどのコンピューターを使って自律的な対応を行うことで、従来にはないハイレベルな公共サービスが可能になる都市を意味する。

中国では２０１０年代に智慧城市（スマートシティ）建設が政策課題となった。住宅都市農村建設部、科学技術部は13年から15年にかけて，３回の国家スマートシティ試行地域リストを発表、約２９０もの都市が試行地域に選定された。中央政府に施行された都市以外でも、スマートシティ導入の動きは広がっている。前瞻産業研究院の報告書「２０２０年中国スマートシティ発展研究報告」によると、19年時点でスマートシティ建設に取り組む都市は７４９ヵ所に達しているという。17年には習近平総書記肝いりの一大プロジェクトとして「国家千年の大計」と称される雄安新区の建設も始まっている。

この分野に大手ＩＴ企業が続々と進出し、アリババグループは「ＥＴ都市大脳」、ファーウェイ（華為）は「都市神経ネットワーク」、テンセントは「都市スーパーブレイン」などのスマートシティシステムを発表した。このうちアリババグループのお膝元である浙江省杭州市では、日本の片山さつき内閣府特命担当大臣（当時）によるスーパーシティ構想に関する現地視察が実施され、報告書にも盛り込まれている。監視カメラによる交通事故情報の警察への自動通報、交通状況に合わせた信号時間の制御による渋滞緩和、データ共通基盤を利用してさまざまな行政サービスがスマートフォンから利用できるようになったことを取りあげている。

ところが新型コロナウイルス感染症の流行はスマートシティの薄っぺらさを露呈したと、前述記事は嘆いている。いったい何が問題となったのか。

20年1月28日より、中国の大手ニュースサイトやソーシャルメディアは、列車や航空便で感染者と同乗した人のリストを発表。該当者はただちに検査を受けるよう呼びかけた。中国では航空便、鉄道、長距離バスなど自治体を越える長距離移動には、身分証番号の提供が義務づけられている。誰がいつ、何を使って移動したのかというデータはすべて把握されている。それどころか、どこの座席に座ったかというデータも残されている。身分証には携帯電話番号も紐付けされているのだから、スマートシティご自慢のインテリジェンスな処理を行えば、同乗者に警告メールを送るなどの自動化処理は可能ではないか。しかし、ずらずらと並べられたリストを自分で確認しなければならないという現実に、その期待がみじんに打ち砕かれたというわけだ。

データはある。しかし、データを保有している政府機関や企業はばらばらだ。また地方ごとにデータを管理するシステムや形式が異なる。そのため、データの連携や自動化処理を行うことは決して容易ではない。スマートシティ建設の大号令によってセンサーの設置や網格員の配属といったデータの収集手段は大幅に強化されていたものの、データ連携は進んでいなかった。

健康コードに見る「データ共有」

この状況をコロナが変えた。対応力を高めるために、今まで停滞していたデータ連携が一気呵成に進んだのである。その象徴と言えるのが「健康コード」だ。

健康コードとは「ハイリスク地域への滞在履歴がないこと」「特定の場所を訪問した記録を残すこと」という2つの機能を持つアプリである。一般的にはメッセージアプリのウィーチャットや決済アプリのアリペイといった、中国で広く普及している民間企業のアプリ上で動作するミニアプリとして利用される。

私は第1章でも触れたように、2月下旬に広東省深圳市を訪問した。そこで目にしたのは行動履歴の徹底的な記録だった。半数の飲食店や販売店が閉店していたが、開いている店に入る場合には、紙に名前と電話番号と体温を記録することが求められた。オフィスや工場も同様だ。記録を残しておけば、もし感染者が見つかっても、同じ時間にその場所にいた人を見つけ出すことができる。

記録は建物の出入りだけではない。感染者が出たマンションは公表され、地図アプリから確認ができる。同様に、感染者が出た高速鉄道や航空便もすべて公開され、検索できるようになっている。さらには感染者の簡単な行動履歴も公開された。いつ感染し、隔離されるまでの間にどういう交通手段を使ってどこに立ち寄ったかという記録である。もし自分の街に感染者が出たなら、これら公開された記録を見れば、自分が感染者と接触した可能性がわかるのだ。

また携帯電話の位置情報も、GPS記録ではなく、携帯電話基地局との接続記録が主に活用されている。GPSは衛星からの電波を受信して位置を測定する高精度なシステムで、条件がそろえば誤差数メートルで位置を把握することができる。ただし屋内や地下街など電波状況が悪い場所では正しい位置を測定できないことが多く、GPS機能をオフにしてごまかすことも可能だ。一方、基地局との接続記録は確実で、偽ることができない。そのかわり精度は低く、どの店に誰と一緒にいたかまでは確認できない。それでも、湖北省などの感染流行地域に足を踏み入れていないかを確認する証拠として活用された。携帯電話会社にショートメールで位置情報の請求を送ると、「あなたは過去14日間、湖北省など危険地域に立ち入っていません」という文面が返送される。これで湖北省帰りではないことを証明するのだ。

このように、それぞれのデータベースをチェックすれば、ある個人がどれだけ感染リスクがあるかが把握できる。とはいえ、これらデータベースを一つずつチェックするのはかなりの手間だ。そこで登場するのが健康コードである。各種データベースを統合し、ある個人がどれだけ感染リスクがあるのかを、赤、黄、緑の3色でスマートフォンの画面に表示する。各地方でそれぞれの色に対する対応は異なるが、たとえば、赤ならばただちに2週間の隔離、黄ならば7日間の自宅待機、緑ならば社会活動を行うことが許される、などとなる。

2020年2月から利用が開始された健康コードだが、その後次々とアップデートを重ねている。大きな変化となったのは全国レベルでデータを連携可能にした点だ。当初は地方政府のデータベースに依存していたため、省単位、市単位でしか管理ができなかった。隣の省に移動した瞬間に、自分がハイリスク地域を訪問していないことを証明する手段を失ったのである。同年の夏時点にはこの問題は解消され、自治体間でのデータ共有が可能となった。その前提となったのが国家標準の認定である。

同年5月2日、健康コードに関する国家標準が発表された。国家標準の策定にあたってはアリババグループなど実際に健康コードのシステム策定にたずさわっているＩＴ企業が参加し、各地方のデータが連携できるようデータの標準化を行っている。この標準化形式に従うことによって他地域を訪問した場合でも、自身の履歴を証明できるようになった。

また、個人のリスク状況を算出するアルゴリズムや参照するデータにも細かな変更が行われている。その詳細は公表されていないが、中リスク、高リスクの地域の周囲に20分以上滞在した場合は黄表示となり、ＰＣＲ検査を受けて陰性との結果が出ると緑に戻るというのが一例だ。自治体ごとに規定は異なるが、２回以上のＰＣＲ検査で陰性が証明されないと緑に戻らないというケースも多い。

２０２１年10月には「時空伴随者」なる新たな規定が発表された。新型コロナウイルス感染者と同じ場所（所持している携帯電話が同一の携帯電話基地局に接続していた場合、同じ場所と判断される。都市部では１つの基地局がカバーする範囲はおよそ８００メートル四方）に10分以上いた場合、健康コードが黄表示になるというもので、リスクがある地域を訪れたかに加え、感染者と接近した履歴が追跡されるようになった。健康コードを緑に戻すには、ＰＣＲ検査が必要となる。また、ワクチンを接種した場合、健康コードに金の縁取りが付いた画面が表示されるなど、接種済みであることを明示する機能や、直近48時間以内にＰＣＲ検査を受け陰性であったと明示する機能も追加された。

健康コードを活用し、少しでも感染リスクがある市民をピックアップし検査する。この手法で感染拡大は抑え込まれたものの、コロナ禍以前の日常生活が戻ってきたわけではない。感染者が出れば、リスク地域が指定され、膨大な数の市民の健康コードの色が変わり、活動が制限される。経済活動への影響も少なくない。１人の感染者も出さないという、いわゆるゼロコロナの戦略を転換し、一定数の感染者を許容するウィズコロナに移行するべきとの声も一部にはあるが、中国共産党はむしろますます厳格化する方向へと突き進んでいる。

他国の感染追跡アプリの実効性

コロナ対策にスマートフォン・アプリを導入する。この動きは中国だけで見られたものではない。注目されたのがオックスフォード大学の研究チームによる論文だ。ロックダウン解除後の英国で接触追跡アプリを活用するとどのような効果があるか、シミュレーションをした結果、全国民の56％がアプリを使い、感染者が見つかれば当人と家族、さらに接触した人々もすみやかに隔離すると、感染拡大のペースを劇的に遅らせることがわかったという。

テクノロジー関連のメディア『ＭＩＴテクノロジーレビュー』は世界の接触追跡アプリに

関するデータベースを作っているが、全世界で70ヵ国以上にも及ぶ。グーグルとアップルは共同で接触追跡アプリ用のＡＰＩ（アプリ開発のための機能）を提供、日本でもこのＡＰＩを活用したアプリ「ＣＯＣＯＡ」が２０２０年７月にリリースされた。

しかし、実際には接触追跡アプリが劇的な効果をもたらすことはなかった。リリース当初にバグが相次いだこともあり普及率が低迷したほか、感染者自らがスマートフォンに入力しなければ接触者に通知がいかないという仕様から利用が進まなかった。

経済学者の依田高典・京都大学教授はＣＯＣＯＡリリース前に私の取材に答え、こうした仕組みは要請ベースでは難しいと話している。『令和２年版情報通信白書』によると、日本のスマートフォン保有率は67・６％にすぎない。スマートフォン保有者のほぼ全員がアプリをインストールしなければ前記のシミュレーションのような効果は達成できないことになるが、要請ベースではとても無理だ。

行動経済学の常識で言うと、オプトイン（明示的な同意の取得が必要なケースを意味する）での同意率は２割程度にすぎず、ナッジ（望ましい方向に人々を誘導する行動経済学の手法）で伸ばせても３割から４割が限界だという。

ＡＰＩを用意したグーグルとアップルは長年、個人情報保護の問題で批判され続けてきた。

接触確認アプリの開発にあたっても個人情報保護を最優先した設計にした一方で、実効性が担保されるかについては充分に検討されていないと依田教授は指摘する。この状況は日本以外の国でも共通だ。シンガポールやカタールなど利用が義務化されている国以外では、依田教授の予想どおり30％を下回る水準にとどまっているという。例外的に高い普及率を示した英国では、国民の約半数がインストールしたとの調査結果もあるが、感染数増大に伴って、陽性者との接触通知が大量に送付される「ピンデミック」（通知音とパンデミックをかけあわせた造語）と呼ばれる事態が起きた。最大で週に60万人に通知が送られたという。通知を受けた者は10日間の自宅隔離を要請されるため、社会活動が大きく疎外されるとの批判が高まったほか、日に何度も通知音が鳴ることに嫌気がさした人がアプリを削除してしまうという本末転倒の動きも見られた。

ＣＯＣＯＡ型の接触追跡アプリが実効性をあげられないなか、中国と同じようにチェックイン型の管理アプリを導入する動きが広がった。

ブルートゥース型接触追跡アプリを世界に先駆けて導入したシンガポールも、中国の健康コードと同様の、場所ごとにＱＲコードでチェックインするアプリ「セーフエントリー」をリリースした。台湾でも２０２１年5月に簡訊実聯制と呼ばれるチェックイン型の感染追跡サービスをリリースした。レストランなどの場所には15桁の番号が与えられる。訪問した者は、携帯電話のショートメールでその番号を送信すると、訪問記録が残される。ショートメールなので、いわゆるガラケーと呼ばれるフィーチャーフォンでも利用できるほか、スマートフォンからの利用ではＬＩＮＥなどのアプリを経由することで、いちいち番号を入力しなくとも、ＱＲコードを読み込むだけで、簡単にショートメールを送信できるようになる。中国の健康コードのように、その当人のリスクを表示する機能はないものの、誰が、いつ、どこを訪問したかという履歴を簡便に残すことができるようになっている。

日本でも25の都道府県でチェックイン型の通知システムが導入されているが、２０２１年4月の時点で実際に陽性者がいたとの通知が行われたのは、7道府県にとどまっている。

4　大動員を可能にしたもの　④省人化、⑤不正防止、エラー防止

デジタル技術による省人化

「隔離期間中は毎日朝晩、体温を報告しなければなりません。最初はチャットで体温を報告していたのですが、途中から専用のフォームができてそこに入力するようになりました」

日本から中国に入国し、自宅隔離を経験した、ある日本人男性の証言だ。膨大な動員によって確認作業、例外処理に取り組んでいる中国だが、その人手を削減するためのデジタル技術の採用が行われた。体温報告フォームもその一つ。地味なものだが、何千何万という人々から送られてくる体温の記録を入力するのはそれなりの人手がかかる。報告フォームに入力してもらえば、自動的な集計が可能だ。

健康コードのチェックイン機能にしても、それまでは紙に訪問者の名前、電話番号、身分証番号、体温を記載していた。訪問者側としても手間だが、集計側としても大変な労力が必要となる。ＱＲコードの読み取りにすることで、手間を省いたというわけだ。

また、健康コードと紐付けた端末も発売された。学校やオフィスなど、通勤・出勤時間に大量の人が入口を通行する場合、健康コードの確認やＱＲコードの読み取りに時間がかかってしまう。発売された端末は顔認証機能を用いて、スマートフォンがなくても健康コードの履歴を確認し、同時に体温測定も行うといった機能を備えている。確認する人員を削減でき、また時間の短縮も期待できる。

病院の負担軽減でもデジタル技術による省人化が活躍した。中国の浙江大学医学院付属第一医院はアリババグループと共同で「新型コロナウイルス感染症対策ハンドブック」を発表している。世界各国の医療関係者に中国の経験を伝えるために英語版や日本語版も制作されているが、同書には「一般大衆がインターネット病院機能を利用して慢性病などの非緊急医療需要を処理するように誘導し、来院人数を減らし、受診の交差感染リスクを下げる」との一節がある。

日々コロナのニュースが大量に流れるなかで、少しでも体調不良を覚えたら、自らの感染を疑うのは当然だが、そうした人々がすべて医療機関を受診すれば、あっという間に病院はパンクしてしまう。そこで、限りある医療リソースを有効活用するべく、まずはオンラインの問診で感染の可能性がどれだけあるかを見積もるというわけだ。アリババグループのお膝元・浙江省では感染を疑って発熱外来を訪問する患者は最大で1日3万人に達したというが、オンラインの発熱外来を開設したことで9000人にまで減少したという。

なお、医師による相談以外に、AIと文字メッセージで会話するチャットボット形式の健康相談も導入された。感染が深刻だった武漢市は「武漢戦疫」という新型コロナウイルス感染症に関するポータル（窓口）アプリを開発している。さまざまな機能が備わっているが、感染を疑う市民に対しては大手IT企業テンセントによるチャットボットで相談に応じている。

音声分析に強いＡＩベンダーのアイフライテックは、自動音声による健康確認を行っている。安徽省、北京市、浙江省、吉林省、湖北省、広東省など30省・直轄市において、せきや発熱などの症状で診察を受けた人、過去に湖北省を訪問した履歴がある人を対象に、現在の体調などについて電話ボット、ショートメールによって問い合わせるという内容だ。１月21日から４月６日にかけて、電話６８８万回、ショートメール２５３２万回が発信されたという。

エラー防止と不正防止への期待

こうしたデジタル技術を活用した手法は手間が省けると同時に、ヒューマンエラーの防止にもつながる。電話やチャットで体温を報告してもらっても、それを転記する際に書き漏らしがあるかもしれない。対象者への連絡をとばしてしまう可能性がある。機械ならばこうしたリスクは基本的に存在しない。

不注意だけではなく、なあなあの油断も防止できる。健康確認など導入直後は厳格に実施されていても、日々続けていくと次第に気がゆるみ、顔なじみだから検査しなくてもよいといった油断につながる。だが、デジタルでの記録を残す場合にはそうした問題は発生しない。

中国ではＡＩによる画像認識が油断防止に使われている例は多い。代表的なものに陽光厨房がある。レストランの厨房で不衛生な調理が行われているのではないか、そうした消費者の懸念を払拭するため、中国政府は２０１５年から陽光厨房を推進している。厨房をガラス張り、または動画を公開することによって、調理が清潔に行われていることをアピールする試みだ。この陽光厨房のシステムにＡＩが採用される事例が増えている。きちんと帽子をかぶっているか、ネズミはいないかといったチェック項目を確認するものだ。人間の作業にはエラーやあるいは詐欺が生まれる。だったらごまかせないような手段を講じればよい。ＡＩカメラ一つでそれが実現できるのならば安上がりではないかというわけだ。

そこまでする必要はあるのかと皮肉を言いたくもなるが、中国政府は「外食の信頼」を取り戻すための施策を次々と導入してきた。中国の一定レベル以上のレストランでは食器類がビニールでパッキングされている状態で出てくるのが一般的だが、これは食器洗いが徹底されず、肝炎などの感染につながっているとの恐れが広がっていたためだ。政府の認証を受けた第三者企業が食器を洗い、お店が使い回さないようにパッキングすれば安心という考えから制度化された。

他にも不正防止の観点から期待されているものとしてあげられるのは、暗号通貨の基礎技術であるブロックチェーンである。ブロックチェーンは、取引の記録を塊（ブロック）として格納し、それを次々とつなげていくことで構成される。ブロックごとのつながりはハッシュ値と呼ばれる数値によって確認されている。もし、過去にさかのぼって記録を改ざんした場合、ハッシュ値が変更されてしまうため、後の記録と整合性がなくなる。

改ざん不能というブロックチェーンの特長をいかに活用するか。世界でさまざまな活用法が模索されているが、デジタル技術で不正を防止しようという観点が強い中国では特に活用シーンが多い。たとえばネットショッピング。原産地から輸送されて消費者の手元に到達するまでの記録、いわゆるトレーサビリティをブロックチェーンで実装しようとする試みが行われている。「海外のショップでブランド品を買ったつもりが、中国国内から発送されるニセモノだった」といったことはよくある話である。ブロックチェーンで記録を改ざんできないようにすれば、こうした詐欺が防げるのではないかと期待されている。他にも慈善基金への活用もある。大災害などに際し、多くの募金が集められるのはよくある話だが、どれだけ集められてどう使われたかに疑念が生じるのもいつものことだ。ブロックチェーンを使って記録の改ざんを禁じれば、不正がやりづらくなるというわけだ。

コロナ対策も同じだ。人間は油断するし、さまざまな不正が生じる余地がある。デジタル技術を使えば、エラーも不正も防げるとの期待がそこにはある。

5 ビッグデータ&グリッド化

デジタルチャイナの蓄積

テクノロジーを使えば、コロナ禍における個人の救済にも活用できるのではないか。そうした試みとして注目されるのが電子消費券だ。

コロナショックの影響は多方面に及ぶが、衝撃的だったのは消費への影響だ。消費財の販売額を示す社会消費品小売総額は2020年3月に前年同期比15・8%減という大きな落ち込みを示した。

中国のコロナ対策は月ごとに目標を変えて進められている。20年1月下旬から2月上旬にかけては感染抑止を最優先とし、2月中旬から3月半ばにかけては生産能力の復興を最優先としてきた。そして3月下旬からは、いかに消費を立て直すかが課題となってきた。

興味深いのは日本の10万円支給をはじめとする、世界の多くの先進国で実施されている所得保障が、中国では実施されなかった点だ。低利融資や社会保障費および税金の納付期限猶予など、企業への支援には積極的なのだが、個々の住民に対する保障はない。本人確認の仕組みがしっかりしている中国ならば、日本ほど複雑な行政手続きをしなくとも、現金給付をすることは可能だが、中国政府はそうした手段を選ばなかった。企業への金融支援や社会保障費納付の延期といった間接的な手続きにとどめたのだ。日本の10万円支給が決まったときなど、中国のネットでは大反響を呼び、中国の友人から「日本がうらやましい。先進国・日本は『以人為本』（人を大事にする）すばらしい国だ」とメッセージが送られてきたほどだ。

ある友人は、「1人当たり1200ドル（約12万6000円）を配る米国のほうが社会主義的で、個人保障を行わない中国のほうがむしろ資本主義的だ」と笑っていたが、まさにそのとおり。中国は生活保障が皆無なだけではなく、消費回復策もきわめて資本主義的な、バーゲンセールで国民に財布のひもをゆるませるという手法を取っている。

20年3月末から始まった中国の消費対策では、その目玉が電子消費券だ。買い物時に割引ができる電子クーポンのことである。中国EC大手であるアリババグループの決済アプリ「アリペイ」、テンセントのメッセージアプリ「ウィーチャット」、口コミ・割引クーポン配布アプリの「大衆点評《ダージョンディエンピン》」などを通じて配布された。

リーマン・ショック時にも景気対策の消費券が発行されたが、当時は紙だった。後に行政コストが高い、偽造防止が難しい、本人以外に転売される可能性があるといったことが問題視された。今回の電子消費券は、電子クーポンのために管理コストが低い、本人認証が実施されたアプリに支給されるため偽造や転売のリスクが低い、と過去の課題をクリアしている。

中国テックメディアの「Ｔｅｃｈ星球」によると、20年3月末から現在までに中国の25省・直轄市・自治区で１１５億元（約１９５５億円）が発行されたという。利用額の10％を割り引くというクーポンが多いため、電子消費券を活用した消費刺激は10倍の約１兆９５５０億円を超えるという計算になる。

コロナが生み出した新ビジネス

中国では毎年のようにさまざまな新ビジネスのブームが起きる。ホットな分野、多くの新規プレイヤー、マネーが集まる分野を「風口」と呼ぶが、新型コロナウイルス感染症の流行をきっかけに「風口」となったのが「社区団購」（コミュニティ共同購入）と呼ばれるビジネスだ。そのなかでも、興盛優選《シンシェンヨウシュエン》は、２０２０年にはテンセントやＪＤドットコム、有力ＶＣから2度にわたり資金調達を行い、合計で15億ドル（約１５８０億円）を獲得した。中国非上場の調達額で〝２０２０年の王者〟となっている。

コミュニティ共同購入とはどんなビジネスなのか？　コンビニや雑貨店、屋台の店主、友人が多い主婦など「ご近所さんに顔が利くコミュニティの有力者」が、「団長」と呼ばれるポストにつく。団長は一般消費者にウィーチャットなどのSNSを通じて今日のオススメ品、お買い得品を紹介して購入を勧め、消費者が最終的にスマートフォンのアプリから注文すると、翌日には団長の下に商品が到着。消費者は団長のところまで行き、自分で商品を持ち帰るという流れだ。日本の生活協同組合のモデルとよく似ている。

中国にはアリババグループの盒馬鮮生《フーマーフレッシュ》など、すぐ届く生鮮ECがあるので、それらよりはむしろ不便なように見えるが、実用面では非常に優れている。まず前日の予約購入によってプラットフォームは発注のロスが減るうえに、まとめて配送するので物流コストも安くつく。集配拠点は団長のお店や自宅なので、事業者は拠点確保のコストが不要で、低アセットでのビジネス拡大が可能だ。これにより、団長に支払うコミッションを含めても、最終的には低価格で消費者に商品を届けられる可能性がある。

自宅配送よりも安くできるというのが大きな売りだったわけだが、それ以上に重要なのが口コミだ。団長はリアルな人間関係で信頼されている、コミュニティの顔役だ。彼らが音頭をとってくれるのだから、これ以上の宣伝効果はない。

いつから社区団購は始まったのか。元祖の興盛優選は2001年創業で、もともとは湖南省のローカル・コンビニチェーンだった。2010年頃からネット販売の取り組みを始め、試行錯誤の末に17年に「グループチャットで予約注文を受け付け、消費者はコンビニで受け取り」という、現状に近いコミュニティ共同購入モデルを確立する。その成功を受け、18年には第一次のコミュニティ共同購入モデル・ブームが起きる。興盛優選の本拠地がある湖南省長沙市では、なんと200以上もの企業が参入する過熱ぶりとなった。過当競争で立ちゆかなくなる企業が続出し、19年には終わったビジネスとまで言われている。

それが新型コロナウイルス感染症の流行によって、改めて有用性が見いだされた。自宅配送に比べると物流の負荷が低いこと、さらに老人などデジタル弱者にとっても使いやすいサービスだったことが理由となった。基本的にはアプリから使うことが想定されているが、団長たちは個別に御用聞きをしてくれる。チャットや電話、あるいは拠点に行って直接注文すれば翌日には届けてくれる。

封鎖式管理が行われた地域では、若者など近所の人が老人を助けて注文してあげたという。

従来の生鮮ECは都市部のリテラシーが高いユーザーには普及しても、スーパーの代替となるには至らず、スマートフォンサービスを使いこなしていない一般ユーザーにまで広くリーチすることはなかったが、社区団購ならば既存の小売市場を代替できる可能性がある。そう考えた大手ＩＴ企業がこぞってこの市場に参入した。

中国調査企業アイリサーチは、コミュニティ共同購入の市場規模は19年の３４０億元（約５７８０億円）から20年には７２０億元（約1兆２２４０億円、予測値）と、前年比２１２％の成長を遂げると分析した。興盛優選の取引額は19年の１００億元（約１７００億円）から、20年には４００億元（約６８００億円）弱と4倍近くにまで拡大している。

しかし、この動きに中国政府は警戒感を強めている。巨大ＩＴ企業の資本力によって、街の市場、肉屋、八百屋が潰されるようなことがあっては、雇用問題にもつながりかねない。20年12月に中国国家市場管理監督総局は「コミュニティ共同購入ビジネスの秩序に関する行政指導会」を開催した。コミュニティ共同購入に参入したアリババ、テンセント、ＪＤドットコム、メイトゥアン（美団）、ピンドゥオドゥオ（拼多多）、ディディ（滴滴出行）の担当者を招き、赤字での値引き販売などの過当競争を戒めた。

取り残された中高年

デリバリーやリモートワークなど、コロナ禍ではインターネットが他者との接触を避けつつ生活するためのツールとなった。だが、こうした変化に中高年がついていくことは難しい。この課題をどうクリアするのかは中国でも悩みのタネであり、社区団購のように突破口になるサービスがあれば、大きなインパクトを持つことになる。

こうした事情は日本でも共通だが、データから見ると、日本の中高年は〝健闘〟している。総務省「令和2年通信利用動向調査」によると、調査回答者に占めるインターネット利用者の割合は83・4％。世代別に見ると、60〜69歳で82・7％と高い水準にある。この数字だけ見ると立派だが、スマートフォンの利用率やSNSなど個別のITサービスの活用の程度を見ていくと、中高年の数字は一気に落ちる。パソコンでポータルサイトを見たり、メールをやりとりすることはできても、やれウーバーイーツだ、やれズームだと、次々登場してくる新サービスまで覚えて使いこなすのは、ハードルが高い。

中国の老人の悩みはより深いかもしれない。中国は世界有数のモバイル・インターネット大国に成長し、次から次へと新しいITサービスが登場するばかりか、モバイル決済アプリ「アリペイ」やメッセージアプリ「ウィーチャット」など、「これがないと生きていけない！」というモバイルアプリがごろごろしている。にもかかわらず、アプリを使いこなせない中高年が大勢いるのだから大変である。

2020年8月初め、中国のネットで1本の動画が波紋を呼んだ。遼寧省大連市で、老人が地下鉄に乗ろうとするも、健康コードを提示できなかったため警備員に止められ、口論になったというものだ。

大連市の地下鉄は、健康コードがなければ地下鉄に乗車できないという規定がある以上、警備員は正しかったとしつつも、やり方が問題でもっと丁寧に対応すべきだったと指摘している。ちなみにスマートフォンを使えない老人は、市政府サイトで代わりの通行証を申請することができるという。こちらもアプリと同じQRコード形式だが、紙にプリントして使うことができる。

高齢者や障害者など特定の社会グループがデジタルサービスを使いこなせないことで生まれる情報格差、これをデジタルデバイドと言う。中国でも深刻な問題となっている。本書で繰り返しお伝えしているとおり、社会に次々とデジタル技術が導入されていく。スマートフォンを使いこなせることを前提に新たな技術が社会実装されていくために、取り残されたデジタル弱者の不満は決して小さなものではない。特に新型コロナウイルス感染症の流行下において、中国では感染抑止と非接触生活拡大のために大々的にデジタル技術、つまりITサービスを取り入れた。デジタル弱者にとってはなんとも厳しい状況である。

中国共産党中央宣伝部の機関誌である『半月談』電子版は、20年8月10日に「〝デジタルデバイド〟の向こう側」という記事を掲載している。「老人にとっては（自分が住む）団地に入ることすら難しい。多くの人はスマートフォンや健康コードを持っていないのだから」という書き出しから始まる。

課題は健康コードだけではない。非接触生活をキャッチコピーに、窓口での申し込みがオンライン申請に替わった。レストランの注文や病院の受付までもがスマートフォンに替わった。文句を言いにいくための市政府の窓口もネット申請に切り替わっている……とまあ、こういった具合に、主に中高年のデジタル弱者の問題を列挙している。

この『半月談』の記事では取り上げられていないが、コロナ対策として各地方自治体が導入した先述の電子消費券も、アプリからの申請が必要で老人にはハードルが高かった。ひどい場合には、電子消費券を必要としている人かどうかを判断することなく先着順で配布するケースもあった。そればかりか、主に中高年が占めるデジタル弱者にとって電子消費券そのものの使用が難しかったという問題も起きている。「中高年もデジタル新生活を楽しめるようにすべきだ」。これが『半月談』に掲載された記事の締めくくりである。

記事掲載の3ヵ月後となる11月、デジタル弱者を救うための方案が施行される。「老人のスマート技術活用困難を適切に解決するためのソリューションに関する通知」である。健康コードは紙版で代用できる仕組みを徹底すること、チケット売り場ではアプリ購入以外に電話や有人受付も用意することなど多くの内容が盛り込まれている。

その後はスマートフォンメーカーや大手アプリサービスには老人モード（NTTドコモのらくらくホンのように、フォントを大きくし、ボタンの数を減らすことで操作を簡便にしたもの）が用意されるなどの取り組みが始まった。もっともこれが抜本的な解決かという疑問は残る。

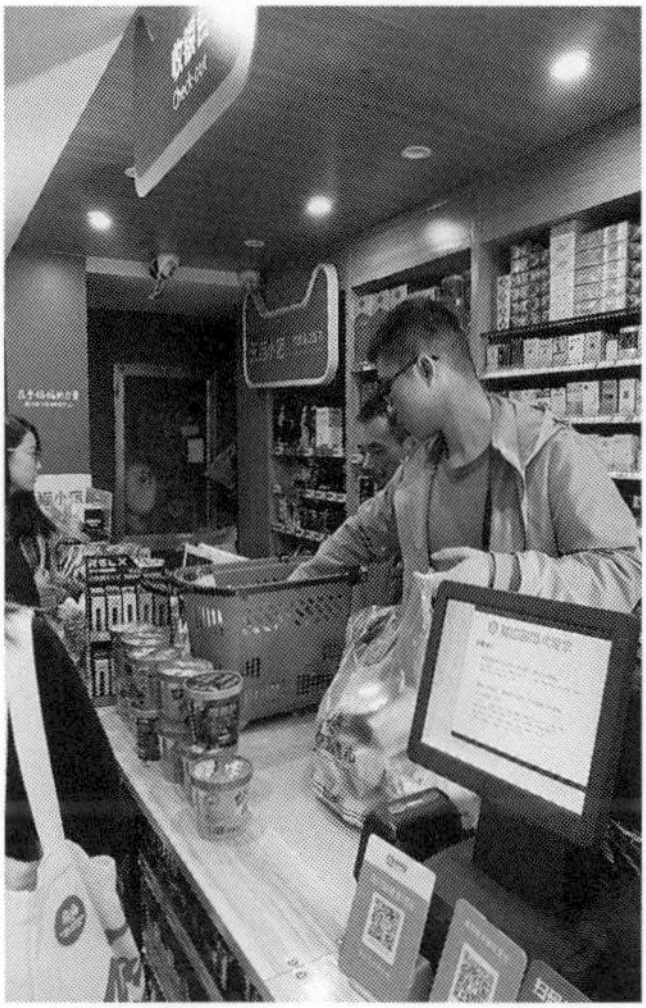
アリババの店舗

実は、デジタルデバイドは、中国ではかねて大きな社会問題となっている。中高年向けのデジタル市場を開拓できれば利益は大きいと、ビジネス的な観点からも注目を集めてきた。だが、どうすれば社会課題を解決し、ひいてはそこから利益を享受できるのか。その抜本的な対策は見つかっていない。

アリババグループのチェーンストア

「盒馬鮮生《フーマーフレッシュ》」。当初はアプリ決済のみで現金での購入はできない仕組みだったが、デジタルデバイドを憂えた当局の指導により現金支払いも受け付けるようになった。

中国IT企業大手のテンセント・ホールディングスが18年に発表した「高齢者ユーザーモバイルインターネット報告」という報告書がある。興味深いのは、高齢者が好むアプリやITサービスについての分析だ。高齢者のスマートフォン利用率は低いものの、その数少ないユーザーの間で流行っているアプリやITサービスは、若者の間で人気のそれと変わらないのだという。

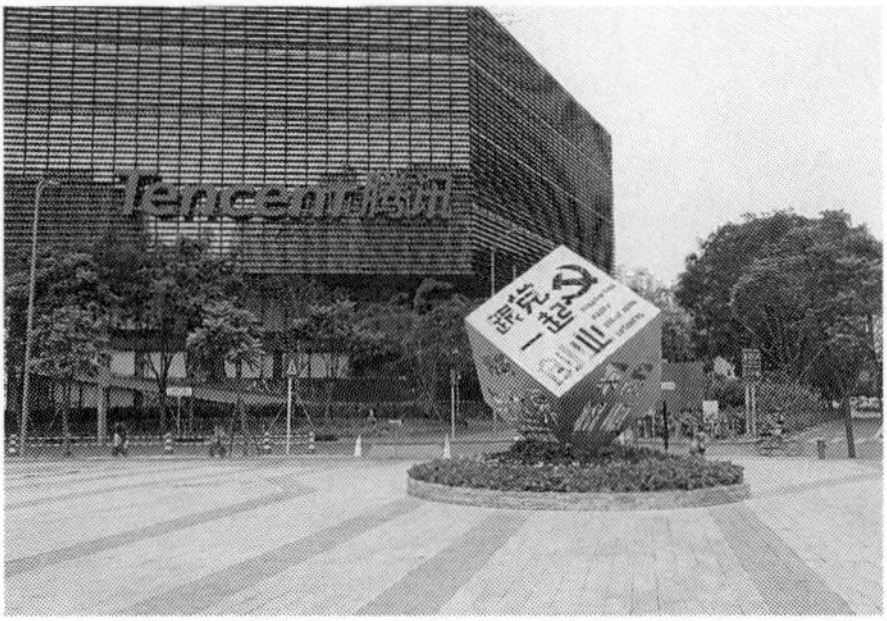

テンセントの本社ビル

つまり、新しいサービスに積極的な高齢者は、若者と同じようにアプリやITサービスといったデジタル技術を使い、消極的な高齢者はそれらにまったく触らないという二極化になっている。だから、中高年向け・高齢者向けのアプリやITサービスを作って提供しても、高齢者にはヒットしないのである。新しいサービスに積極的な高齢者は、こうした中高年向け・高齢者向けのアプリやITサービスには見向きもせず、一方で消極的な高齢者は、これらに触ろうともしないからだ。実際、中国ではこれまで旅行サービス、介護ECなど、中高年向けのシルバーウェブサービスがいくつも登場したが、成功していない。

IT企業の規制へ

中国が進めてきたデジタル化はコロナ対策で大いに活用されたが、一方で別の形にも飛び火したのではないか。それがIT企業に対する規制である。世界的な金融緩和が進むなか、株価は上昇基調にある。そのなかで全体のトレンドと反して株価を下げているのが中国IT企業だ。

２０２１年11月3日時点でアリババは過去1年の最高値から約47％減、テンセントも約41％減と大きく落ち込んでいる。アリババだけで約40兆円も時価総額が減少した計算だ。コロナ対策の金融緩和で世界の株価は大きく上昇し、中国経済が他国に先駆けて回復基調に乗っているなかで、異様とも言える値動きだ。さらにデリバリーアプリのメイトゥアン、検索サイトのバイドゥなど、二強に続くIT企業も弱含みで推移している。

そのなかでも特大の問題となったのが配車アプリのディディに対する規制だ。21年6月末に米証券市場でIPO（新規株式公開）をした同社だが、直後に中国当局は国家安全法に基づく審査を行うと発表した。中国IT企業はこれまで米市場でのIPOをめざす動きを見せていたが、中国政府はディディ以外の企業に対してもストップをかけようとしている。

なにが中国共産党の神経を逆なでしたのか。公式にその理由が説明されてはいないが、焦点はデータ流出だという。米市場に上場するにあたり、中国企業は監査法人に詳細な経営データを提出する必要がある。そして、そのデータは監査法人から米国証券取引委員会（SEC）へと渡される。これが中国の安全保障にかかわるとの危惧があるというのだ。

中国政府はここ数年でサイバーセキュリティ法など情報安全保障の法制化を進めてきたが、個別企業の情報流出に強い反発を見せたのはここ1年、新型コロナウイルス感染症流行後のことである。あるいは対策において民間企業のビッグデータが有効に使われるなか、その威力が再確認されたのではないか。

前述したとおり、EC企業JDドットコムの配送データによって、濃厚接触者の経路特定がスムーズに進むなど、もともとの意図とはまったく違う形での応用が可能である。データは別のデータと組み合わせることで大きな価値を生む。だからこそ、一見リスクがないように見えるデータですらも、国外に流出させてはならない。そういう判断が働いたのではないか。

中国当局は21年2月、米テスラに対し、走行時に取得するデータが海外に保管されることを問題視し、中国国内に保管するよう改めさせた。それでも不安は解消されないのか、軍の基地がある地域など「センシティブ」と判断された地域では、テスラの走行が禁止されているという。

不倫事件でわかったアリババの実力

また、大手EC企業アリババには同年4月、独占禁止法違反により182億2800万元（約3099億円）という巨額の行政制裁金が科されたが、こちらはIT企業が持つ世論操作能力に対する懸念が出発点だった。

「これが最初で最後の警告よ。これ以上、うちの旦那を誘惑し続けるようなら、もう遠慮はしない」

これは2020年4月17日、中国版ツイッターとも呼ばれるSNS「ウェイボー」に書き込まれたメッセージだ。ありふれた痴話ゲンカにも思えるが、またたく間に中国でもっとも注目を集めるネットニュースとなった。

それというのも、第一に、このメッセージは中国を代表する美人インフルエンサー（中国語では網紅《ワンホン》）、張大奕《ジャンダーイー》宛に送られたものだったこと。そして第二にこの送信元の過去の書き込みを見ると、彼女の夫らしき男性としてアリババグループの幹部である蔣凡《ジャンファン》らしき写真が掲載されていたためだ。つまり、中国トップ企業の幹部と、美人インフルエンサーの不倫を、幹部の妻が暴露したわけだ。ＥＣサイトが生活に欠かせない中国では、売れ行きに大きな影響を与えるインフルエンサーは、異種のタレントのようなものだ。

ウェイボーには最新の話題を表示するホットトピック機能があるが、この不倫のニュースはトップの座を占めた。

このニュースはアリババにとって、きわめて不都合なものだった。たんに不倫ゴシップというだけではない。アリババが特定企業の商品に肩入れしているという疑念を招き、ＥＣサイトの公平性をゆるがしかねなかったからだ。張大奕はアリババのネットショップで女性向けの下着やアパレル用品を販売する事業を手がけており、彼女が共同創業者を務める如涵《ルーハン》ホールディングスには、アリババも出資している。出資だけでも不公平ととられかねないのに、幹部との肉体関係まであったとなれば大問題だ

その焦りからだろうか。トップニュースとなっていたこの不倫事件は、突然、ウェイボー

のホットトピックから消えた。実はウェイボーはアリババグループが株式の30％超を持つ系列企業だ。その影響力を行使して、騒ぎを収めようとしたのではないかと、別の疑惑が持ち上がったわけだ。

特に警戒感を募らせたのが中国共産党中央宣伝部だ。メディアの指導と検閲、世論の監視を担当する部局である。不倫事件後に改めてアリババの持つメディアへの影響力を調べたところ、ウェイボーだけではなく、新聞社、テレビ局系列の動画配信企業、映画配給会社、ウェブメディアなど、多くのメディア関連企業と資本関係を持ち、強い影響力を持っていることが確認された。

中国において新聞やテレビなどのメディアは「党の喉と舌」（中国共産党の代弁者）と呼ばれている。メディアを通じて世論を誘導するのは党の専売特許だったはずが、気がつけば巨大IT企業が、自社に不都合なニュースを人々の目から消し去るほどの実力を備えていることに中国共産党は驚いたという。

不倫事件から約2ヵ月が過ぎた6月10日、中国国家インターネット情報弁公室はウェイボーを叱責し、自主的な管理改善を命じた。

だが、話はこれだけでは終わらなかった。中国共産党中央宣伝部の徐麟《シューリィン》副部長は11月、

「融合的発展に名を借りて、中国共産党の領導を弱体化させる動きを断固防止しなければならない。資本による世論操縦のリスクを断固抑止しなければならない」と発言した。

さらに12月の中国共産党中央政治局会議および中央経済工作会議、2021年3月の全国人民代表大会（全人代）政治活動報告と、いずれも中国共産党および中国の大方針を示す重要な舞台だが、そこで「独占禁止の強化と資本の無秩序な拡張の防止」という文言が盛り込まれた。

中国の独占禁止法に詳しい、川島富士雄・神戸大学教授は、この不倫事件が中国共産党による巨大プラットフォーム企業規制の契機になったと指摘する。

中国IT業界を取りまく不穏なムード

中国を代表する作家・魯迅は1925年の評論「フェアプレイには早すぎる」において、「水に落ちた犬は打て」と論じた。旧世代の官僚や知識人に情けをかければ、必ずや後に害をなす。徹底的に叩きのめさなければならないと説いたのだ。この言葉は後に、「失敗し弱体化した者によってたかって徹底的に追い打ちをかける」ことを意味するようになった。

かつては計画経済の権化だった中国共産党も、今では規制の外側からイノベーションが起きることをよく理解するようになった。最近では「放管服」なる言葉が強調されている。行政による許認可の削減、規制緩和と新たなガバナンス、行政サービスの向上を意味するもので、民間の自由な発想と活力をより大きく引き出そうとするものだ。どんなに規制を強化していても、その抜け道を見つけて新たなビジネスを始める、積極的な民間企業家たち。その存在を追認したのである。

アリババなどの民間企業も、政府に忠実に従っているとのポーズを見せている。アリババグループの創業者であるジャック・マー（馬雲）には、「政府とは恋愛しなければならないが、結婚してはならない」との名言がある。政府とのパイプは必要だが、あまり近づきすぎるのも危険というわけだ。

中国共産党と民間IT企業、両者は異なる思惑を持っていたが、手を携えることは双方にとってメリットがあった。その関係が改めて問い直される契機となったのが、先の不倫事件であり、データを持つ企業の米国上場だった。

中国政府といえども一枚板ではない。経済成長をもたらすIT企業群に肩入れする勢力もあれば、やりたい放題の新興勢力を苦々しい思いで見ていた勢力も少なくなかった。これまではうかつに手を出せなかったが、水に落ちた途端、反対勢力が次々とアリババに棍棒を降り下ろしている状況だ。その圧力はアリババに対する圧力だけではなく、中国ＩＴ業界全体へと広がりつつある。

アリババへの制裁金が科された３日後には、国家市場監督管理総局は有力ＩＴ企業34社の担当者を呼び出し、インターネットプラットフォーム企業行政指導会を開催した。そのもくろみは資本の無秩序な拡張の防止などを各社が自主的に点検することを求めることにある。

２０２１年４月26日には成長著しい中国版ウーバーイーツ、メイトゥアンに対する独占禁止法違反の調査が始まった。その直後、創業者の王興《ワンシン》はネットに「灰冷めやらぬうちに山東乱れる。そもそも劉邦項羽は書を読まなかった」との漢詩の一節を投稿した。秦の始皇帝は焚書坑儒によって体制批判的な知識人を弾圧したが、真に国を脅かす存在であった劉邦、項羽は知識人ではなく、難を逃れていたという、つまりは始皇帝の誤った判断をけなす詩だが、中国共産党のＩＴ企業規制を批判する内容として話題となった。中国当局は敏感に反応し、王を呼び出し叱責したという。

同年３月、新興ＥＣ企業ピンドゥオドゥオの創始者・黄峥《コリンホアン》が辞任。動画アプリ「ティックトック」で知られるバイトダンス（字節跳動）の創業者・張一鳴《チャンイーミン》も年内いっぱいで経営の一線を退くと表明した。ともにまだ30代の若手経営者だ。次のチャレンジに取り組むためだと表明しているが、中国ＩＴ企業を取り巻く不穏なムードを察しての辞任ではないかとの憶測は絶えない。

政府の管理の外で大きく育った中国ＩＴ企業は荒々しい野性の力こそが成長の原動力だった。そうして育ったＩＴ企業は、中国共産党にとって「金の卵」とでも言うべき存在だ。しかし、コロナ禍によって彼らが持つデータと世論操作能力がどれほどの実力を持つのかが明らかとなった。ゆえに、もはや野放しにはできないと規制に踏み切ったのではないか。しかし、強い規制は企業の成長を疎外しかねない。コロナ禍は意外な形でも、中国経済の未来に影響している。

第3章

デマと迷信を乗り越えて

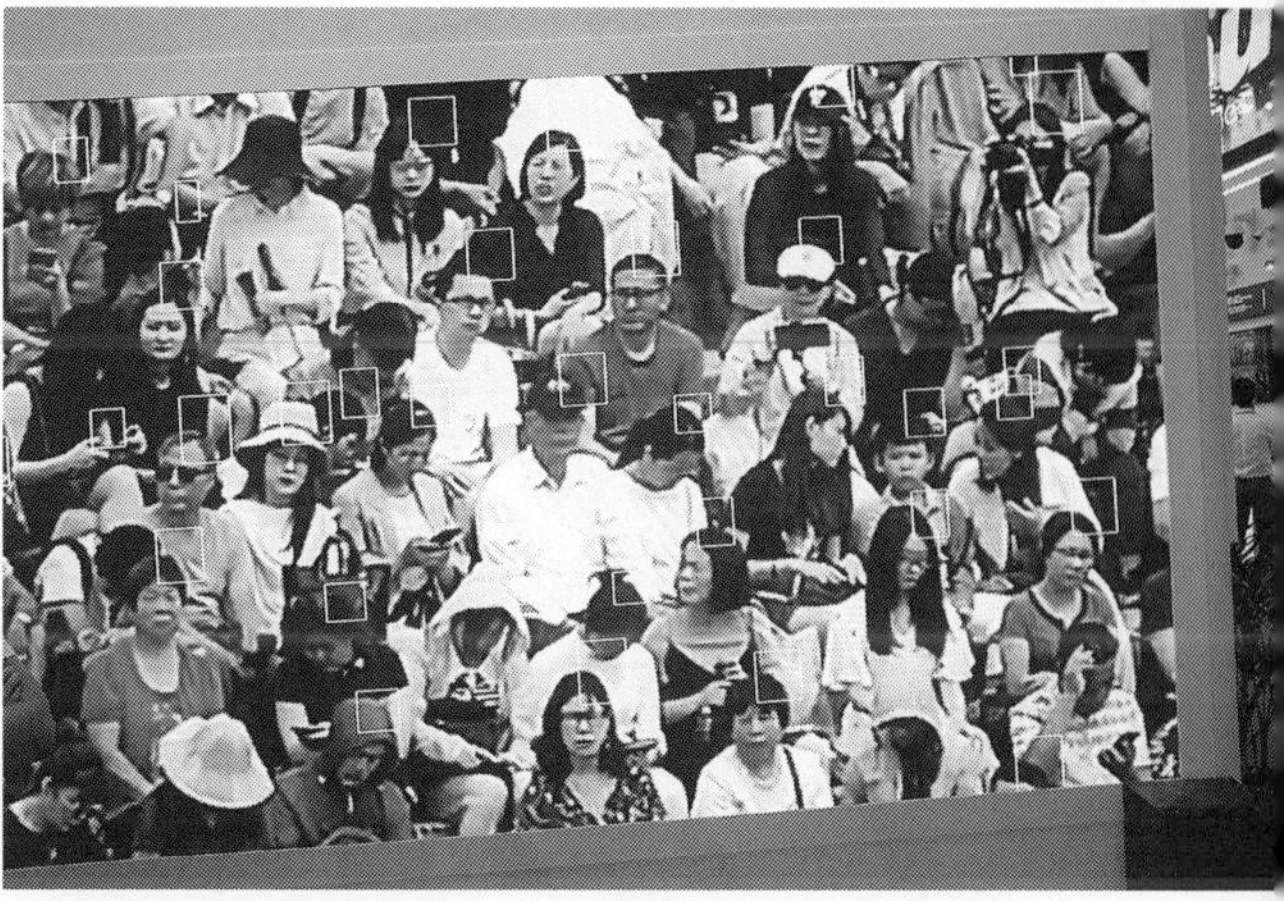

2019年に広東省深圳市で開催された国際社会公共安全博覧会。
新認証システムの展示

1　中国のデマ対策

李文亮問題とデマ

アジア人として初めて、ヒューゴー賞を受賞したのが劉慈欣《リウツーシン》だ。日本でも高い人気を誇る同氏に、ある企画で「SF的視点から見た情報社会とインフォデミックの未来」というテーマでお話をうかがった（『tattva』Vol.2掲載、2021年）。

インフォデミックとは「インフォメーション＋エピデミック」の造語で、大量の情報が氾濫し、社会に影響を及ぼす現象を指す。中国人SF作家である劉氏にインフォデミックの話を聞くとなると、かの李文亮《リーウェンリャン》医師の問題について聞かざるを得ない。

李医師は湖北省武漢市の医師。2020年1月3日、李医師は、伝染病に関するデマを流したとして訓戒書提出の行政処分を受けた。後に危険を顧みずに人々に警告した英雄として讃えられるようになるが、事実とはやや異なる。李医師はSARS感染者が出たとの報告を受け取り、それを同僚とのグループチャットに送っただけだ。本来ならば参加者以外は見ることができないクローズドな場での発言だったのだが、中国政府の監視システムにひっかかり、処分を受けることとなった。

中国共産党はこうした社会秩序に不安を与えかねないデマをいち早く発見し、積極的に潰す方向に力を入れている。膨大な数の書き込みから、党にとって不都合なメッセージを探すために、「ネット世論分析師」や彼らが使うソフトウェアが活用されているのだ。

中国のコロナ対策の文脈においてはきわめて重要なトピックであると同時に、医師仲間のグループチャットでの情報共有が当局に捕捉されて譴責されるという、ディストピアSFのような展開を見せた。ぜひともSF作家の劉にこの問題をどう受け止めたのかを聞いてみたかった。

その答えは意外なものだった。


ほかの技術と同様に、ITも両刃の剣です。プラスの作用をみれば、ITは人類社会の交流と理解を最大限に促進し、すべての社会のそれぞれの構成員に自らの意見を発表できるという、これまでにない機会を与えます。しかし同時に、ネット時代においては、デマとフェイクニュースも避けられません。ですから、まずは法律と政府によるネット情報への関与を強化し、危険な影響をもつデマとフェイクニュースをすみやかに発見・

抑止すべきでしょう。

こうした関与は言論の自由に対する弾圧と批判されがちです。特に真実の情報を誤ってデマとして扱ったときにはそうです。中国の事例を取り上げましょう。民間人がネットで発した新型コロナウイルスに対する警戒情報は真実でしたが、政府によってデマとして扱われました。そしてのちに、言論の弾圧として批判されたのです。ですが、人々が見失っていることがあります。この1つの真実の情報が出現する前には、99もの類似した感染症に関するデマがネット上に流れていたのです。正常な社会においてはすべての個人に言論の自由があるべきですが、同時に自己の発言に責任を負う必要があります。

正しい情報を地元政府が握りつぶしたことばかりが注目されるが、中国社会には日常的にデマがあふれていることにも注目すべきだと劉は指摘する。そうしたデマは時に災害対策にとっては大きな支障となる。

私の記憶では、中国における最新の大規模なデマの流行は福島第一原発事故に際してのものです。海洋が汚染されると心配して、食塩の買い占めが大流行しました。一度に

100キロも購入した人もいました。今から考えれば信じられないような話ですが、実際にあった話です。新型コロナウイルス感染症の流行が起こった時期には、中国各地でさまざまなデマが出現しましたが、福島第一原発事故当時のようなレベルにはなりませんでした。その理由ですが、この数年で中国の人々のリテラシーが大きく向上したからだとは思いません。では、なぜデマをコントロールできたかというと、主な要因は政府が全中国のリソースを注ぎ込んで感染拡大を食い止めたためでしょう。同時に重要なのは国外での感染が大規模に拡大するにつれ、同様の条件下での国内外の感染症対策を比較することが可能となったことです。こうした比較には強い説得力があり、中国の人々の政府に対する信頼は今までにないほど高まりました。真実が明らかになるにつれ、デマは徐々に消えていったのです。仮定ですが、もし2003年のSARSのときのように、新型コロナウイルスが中国でばかり流行していたならば、おそらくデマは収まることなく広がり続けたでしょう。

第1章で取りあげた「重大突発公共衛生事件一級響応」でもデマ対策は重要事項とされているが、劉の発言はプライベートなメッセージアプリのやりとりまでを政府が監視することの是非は避けつつも、積極的なデマ対策という政府の対応を認めるものだ。

中国を代表する作家という立場から、政府を批判するようなことは言えなかった。そうした見方もできるだろうが、一方ではこれまで多くのデマが流れてきた中国に生きる者としての「実感」も感じずにはいられない。第3章では中国政府がどのようにネット言論とデマに向き合っていたかを見ていきたい。

中国の世論監視システム

監視大国・中国。

こう言われるようになって久しいが、果たして中国で実際に何が行われているのか、なぜ監視大国となったのか、何を目的としているのか、こうした点について、日本ではまだ広く知られていない。本項ではインターネットの発展がもたらした中国共産党の統治の危機と、それに反発する形で打ち出されたネット世論対策について取りあげる。

多くの読者にとっては意外な話となるだろうが、こうした監視、ネット世論対策は政府が開発した技術ではなく、民間企業によって育て上げられたテクノロジーに依存している。そして、今や最前線の取り組みは、インターネットという仮想空間にとどまらず、現実社会をいかに監視するかに焦点を移しつつある。

「人民網・ネット世論分析師の2020年第3期研修班がスタートします。党および政府機関の幹部向けの内容です。約3週間、16コマの授業で、CETTIC（中国就業研修技術指導センター）の修了証書を授与。その他、1年間にわたり選択クラスも受講可能です。受講費は5980元（約10万2000円）です」

これは中国のネットに掲載された広告だ。中国共産党が厳しいネット検閲を実施していること自体は日本でも広く知られるようになったが、その実態についてはほとんど知られていない。実は中国のネット検閲は重層的な構造となっている。

ニュースメディアや検索サイトのグーグル、ソーシャルメディアのフェイスブックなど、中国共産党にとって不都合な海外サイトとの接続を遮断するGFW（グレート・ファイアー・ウォール）。ウェブサイト開設にあたって中国政府への登録が必要となるICP（インターネット・コンテンツ・プロバイダー）登録。さらに中国IT企業による自主検閲と当局による企業への窓口指導。共産主義青年団などから動員された〝ボランティア〟によるチェック……多くの監視の網があるが、その一つに地方政府の各部局や国有企業によるチェックも含まれる。

政府部局や国有企業はネット世論監視のソフトウェアを導入して、自分たちに関連するネット世論の情報収集を続けているが、そのノウハウを学んだことを証明するのが、先に述べた「ネット世論分析師」という資格である。２０１３年に国家資格としての認定が始まった。体系的な担当者の養成が行われていることは、ネット世論の監視が国の任務にとどまらず、あらゆる部局が取り組む重要課題であることを示している。

なぜ、中国共産党はここまでネット世論の監視に力を入れているのだろうか？　それを理解するためには、２００２年から12年の胡錦濤《フージンタオ》体制における、インターネットとメディアの商業化がもたらした世論統制危機という歴史を踏まえる必要がある。

前章でも言及したように中国において、メディアは「党の喉と舌」（中国共産党の代弁者）と呼ばれている。新聞、雑誌、映画、テレビと、あらゆるメディアは党の統制下に置かれてきたが、そうした規制ではなかなか縛れなかったのがインターネットであった。伝統的なメディアでは新聞社やテレビ局など発信者の数は限られているが、インターネットでは誰でも発信者になりうる。膨大な発信者すべてを監視することなど不可能だ。

発信者の数は年々増加している。インターネットの利用者数が増加していることに加え、ネット掲示板、ブログ、ソーシャルメディアなど、新しいサービスが誕生するたびに、より使いやすく、簡単にメッセージを公開できるようになっていく。この状況は「メディアの民主化」と呼ばれる。インターネットで発信されるメッセージ、ネット世論は、今や政治と社会を動かす大きな力の一つになった。

かくして胡錦濤体制の、とりわけ2000年代後半から2010年代初頭にかけての後期は、中国共産党がネット世論に翻弄された時期となった。インターネットによって地方政府の問題や不作為が暴かれ、官僚が失脚するといった事件が相次いだ。代表的な事例には、07年のアモイPX《パラキシレン》事件（携帯電話のチェーンメールを通じて、化学プラント建設反対のデモを実施。計画は撤回となった）、10年の宜黄事件（地方政府による暴力的な土地収用に住民が焼身抗議。北京市に陳情に向かう住民を地方政府関係者が取り押さえるなどの経緯がインターネットを通じて、リアルタイムで発信された。地元の県政府トップが解任）、11年の温州市高速鉄道事故（高速鉄道の衝突脱線事故。救助活動が終わらぬうちに車両を土に埋めて隠蔽しようとしたなどの問題が追及された）などがあげられる。

ネット世論の追及により、地方官僚が解任された事例も少なくない。トカゲの尻尾切りとはいえ、選挙で政治家を選ぶ仕組みはあるが機能していない中国において、民意が政治に影響を与えたことに、少なからぬ人々が衝撃を覚えた。今から振り返ると、インターネットで政治が変わる、政治転換が起きるなど、現実離れした話のようにも思えるが、少なくとも中国共産党が強い危機感を覚えていたことは間違いない。1989年の天安門事件以後、彼らがもっとも恐れていたのは「和平演変」（平和的体制転換）である。21世紀に入った後も、旧ソ連国家で起きたカラー革命に触発され、体制維持は最優先の課題となった。

かくして、12年に誕生した習近平体制においてネット世論は最重要課題の一つとなった。その結果、人員の動員とテクノロジーとを組み合わせた検閲体制の強化が進められていく。ネット世論分析師が国家資格となったのは13年のこと。これもまた習近平体制における検閲強化の一環というわけだ。

中国全土津々浦々の政府部局や国有企業に資格を持った担当者が配属されただけではない。彼らが使う世論監視ソフトウェアも進化している。その担い手は大きく二つの系統に分けられる。中国共産党の機関誌である『人民日報』傘下の「人民網世論データセンター」に代表される国有メディアが第一の系統である。

そして、第二の系統が、メッセージアプリ大手のテンセントや検索サイト大手のバイドゥなどによるＩＴ企業だ。こうした企業は何も中国共産党のために、ゼロから世論監視ソリューションを構築したわけではない。インターネットの発展はビッグデータという新たなビジネスのリソースを生み出した。インターネットの閲覧者がどのような人物かをデータから解き明かし、もっとも適切な広告を表示させるターゲティング広告は有名だが、それだけではない。インターネットの書き込み、ネットショッピングの買い物履歴、ネット金融の契約など、さまざまな情報から個人の特徴を分析する技術が急速に成長している。

　さらにインターネットで発信される膨大な情報を収集、分析する技術も広く使われるようになった。一例をあげよう。中国発のネット専売ファストファッションブランドにＳｈｅｉｎ《シーイン》がある。最先端のデザインを手頃な値段で販売することから米国、欧州、日本の若者たちの間で人気だ。Ｓｈｅｉｎの強みは安さだけではない。他社の販売サイトやＳＮＳの分析を通じて、最新の流行デザインをいち早く発見し、それをすばやく市場に投入するというデータ分析企業としての強みも兼ね備えている。

　民間企業が自らのビジネスのために発展させてきた消費者分析やネット情報分析の技術を、少し変更するだけで中国政府がネット世論監視ソリューションとして活用できる。今やＧＡＦＡと並び称される存在となった中国ＩＴ企業の実力が世論監視の分野でも発揮されているわけだ。

「見せない」思想統制

習近平時代のネット検閲の特徴をあげるならば、大きな騒ぎになる前に、まだ予兆の段階からトラブルの芽を摘み取ろうとする点にあるだろう。胡錦濤時代においては抗議集会を開く、デモを呼びかけるといった直接行動は取り締まられたものの、政府に苦言を呈する、あるいは現状に疑義を申し立てるようなメッセージがあっても問題視されることは多くなかったのだ。習近平時代の変化、それを象徴するのが前述の李医師の事件だろう。予防的なネット検閲、言論統制が実施されるようになったわけだ。

ここまで習近平体制下で起きた中国のネット検閲体制の強化について語ってきた。おそらく読者の方には一つの疑問が浮かんでいるのではないか。すなわち、「ここまで言論を監視される社会は息苦しくないのか？　中国人は反発しないのか？」という疑問だ。

ちょっと気になる情報を同僚とシェアしただけで処分される……李医師のような事態に遭遇すれば、誰もが「こんなことまで見張られているのか」と検閲の恐ろしさを感じるだろう。だが、こうした経験をする人はごくごく一部に過ぎない。一般の人が普通に生活し、普通にインターネットを使っているだけでは問題となることはほとんどない。それどころか、中国共産党が検閲を強化しているという事実にすら気づくことはない。

そう、検閲はますます巧妙になっている。かつてはインターネット上の記事が検閲によって消去されると、「この記事は見つかりません」という記述が残されるなど、検閲によって削除されたという痕跡が残った。記事そのものを読むことはできなくても、検閲があるという事実、そして中国共産党が何を問題視しているかを感じとることができた。ところが今では記事がなくなったという痕跡すらわかりづらくなっている。

以前、私は中国に住む友人にウイグル問題に関する記事をメッセージアプリで送ったところ、いつまでたっても返事が来ない。興味がなかったので無視されたのかとも思ったが、念のために記事が届いたか問い合わせてみると、「何も届いていない」との返答だった。「この記事は違法な内容を含むため送れない」「問題がある記事のため削除した」といったメッセージが出れば検閲の存在は誰の目にも明らかだが、こうしたわかりづらい手法を使われれば、果たして検閲があったのかどうかすら、わからなくなってしまう。

ネット掲示板やウェブメディアの記事のコメント欄もそうだ。中国共産党を支持するメッセージばかりが並んでいるので、ともすると中国人はみな熱烈な愛国者なのかと受け止めてしまいがちだが、体制批判のメッセージはひっそりと隠されて目につかなくなっているだけだ。面白いのはメッセージを書き込んだ当人にすら検閲されたことが通知されない点だ。反応がないので誰も自分のメッセージに興味を持たなかったのかと誤解し、次第に体制批判のメッセージを書き込むことすらやめていく。こうした目に見えない思想統制が広がっている。

コロナ対策でも、見えない統制は力を発揮した。中国政府の感染対策はなぜ信頼されたのか。前述のとおり、SF作家の劉氏は海外の失敗と比較することで、感染を抑え込んだ中国当局の手法が支持されたと話している。しかし、それだけではなかったのではないか。中国当局の力によって政府への批判は見えなくされた可能性がある。

中国のソーシャルメディアのメッセージを分析している、あるマーケティング企業に話を聞いた。同社は2020年1月下旬から2月中旬にかけて、中国のSNSウェイボーのデータを取得し、新型コロナウイルス感染症流行下の中国で人々が何を求めているかを分析した。その際に発見したのが、湖北省からの発信が極端に少ないという点だった。なぜ発信が少なかったのか、その原因を特定することはできないが、流行が進み、医療資源も不足している湖北省の状況を外部に知らせないために発信が消された、外部からは見えなくされた可能性は否定できない。

政府にとって不都合な情報が消され、都合の良い情報だけ残される。ある特定の意見を押し付けて洗脳するのは大変だが、人間は周りに流される生き物だ。普段目にする情報には容易に影響される。政府の意見を押し付けられてもなかなか言うことは聞かないが、都合のいい意見だけが残された言論空間では、「それがみんなの考えだ」と自然に受け入れてしまう。

ワクチンがまさにそうだ。２０２１年11月３日時点で10億７０３８万６０００人が接種を完了している。全人口の74%を超える、世界的トップレベルの水準である。

医療問題が繰り返されてきた経緯もあり、中国人は健康問題について政府を信用しない。緊急開発されたワクチンに対する抵抗感は他国以上だとの、私の予想は裏切られた。新型コロナウイルス感染症の流行初期に知人と話していた時は、「即席で作ったワクチンなんか絶対に打たない」という人が多かったが、接種が始まると急激にムードが変わった。一部では接種率を上げるためになかば強制のような形もあったほか、ワクチン接種で卵や牛乳をプレゼント、あるいは抽選で自転車が当たるというキャンペーンもあったが、それ以上に大きかったのが世論誘導だった。不安の声はかき消される。残っているのは「ワクチンを打ったけど大丈夫だった」との話ばかり。となると、人々の不安も消えていく。無理に意見を押し付けるよりも、巧妙な手法だ。

習近平体制成立から約10年、この間、検閲体制は目覚ましい発展を遂げている。たんに情報収集と処罰が強化されただけではなく、より人々に気づかれにくい、ソフトな手法まで用いられている。

現実社会の監視はどう進むのか

だがこれで終わりではない。インターネットに限定されない、広大な現実社会を監視するという究極の課題が残されている。この分野でも先行するのは民間企業だ。今、世界はＩｏＴ（モノのインターネット）時代を迎えている。炊飯器や洗濯機、照明器具などの家電から、自動車や電車などの交通機関。あるいは信号や上下水道、電力ネットワークなどのインフラにいたるまで、あらゆるものがセンサーを備えてデータを収集し、インターネット経由でその情報が収集される。

電子機器産業大国である中国はＩｏＴの分野でも、世界をリードしている。配車アプリやシェア自転車を通じて得られた交通ビッグデータによって、より効率的な交通ルートを模索する。出前アプリやレストランの順番待ちアプリのデータから、ある地域における外食産業のニーズを分析するといった、データ駆動型社会へのチャレンジが積極的に進められている。

行政においても、すでにＩｏＴの活用が始まった。中国は街中に監視カメラが大量に設置されていることは有名だが、たんにカメラが設置されているだけではなく、ＡＩ処理により、さらに一歩進んだ対策が行われている。路上駐車、運転中の通話やシートベルト未着用の運転手をＡＩカメラが見つけ、自動的に警告メールを発信し、交通違反を認定する。観光地に人流監視ＡＩカメラを設置し、混雑が一定限度を超えると自動的に警察に出動命令が下りる。あるいは新疆ウイグル自治区の人民公園では、独立派がアピールのために東トルキスタン旗を振ろうとすると、動作検知ＡＩカメラによって「旗を振る」という動作を認識してアラートが鳴る。

インターネットのみならず、現実社会においても人民の情報を収集する監視社会の構築が進められている。ネット世論対策では人々に息苦しさをあまり感じさせないソフトな体制を構築したが、現実社会の監視においても同じことが可能なのだろうか。あるいは……。その答えはまだ見えていない。

2 中国世論統治の歴史

中国と先進国の〝逆転〟

「今回はどんなデマが飛び交うか」

２０２０年1月後半、新型コロナウイルスのヒトヒト感染が判明した後にジャーナリストの友人と交わした会話だ。当時はここまでの災禍になるとは思わず、不謹慎な軽口だったと反省しているが、言い訳をするならば、中国を専門とするジャーナリストにとって、感染病とデマは何度も繰り返され、押さえておくべきテーマなのだ。

03年のＳＡＲＳ流行時には、「炊飯器のなかに酢を入れ、蓋を開けたまま保温モードにしておくと、蒸気で空間殺菌できる」との噂が広がり、炊飯器の買い占め騒動が起きた。ほかにも一部の漢方薬の買い占めもあった。日本に身近なところでは乳酸菌飲料のヤクルトがその対象となった。中国人の間では先進国・日本への信頼は高い。いくつかの市販薬が「神薬」として、中国人観光客の爆買いターゲットになったことはよく知られている。ヤクルトに対しても異常なほどの信頼が寄せられ、ＳＡＲＳ予防以外でもがんに効く、豊胸効果があるなど根拠のない噂が繰り返されてきた。

10年には鳥インフルエンザ予防としてニンニクバブルが起きた。価格が30倍以上に高騰し、一財産を築いた人も少なくない。ニンニクを買い付け、しばらく倉庫に寝かして転売すれば高値で売れる。この仕組みが世に広まれば、ますます多くの人がニンニク投機に手を出してさらに価格が上昇し……と、絵に描いたようなバブルとなり、買い占めた〝悪徳商人〟が処罰される政治パフォーマンスまで起きた。

感染症ではないが、「はじめに」でも触れたように2011年の福島第一原発事故後に、食塩買い占め騒動が起きたことも忘れられない。劉慈欣氏も指摘していたが、中国全土を騒がすニュースとなった。福島原発近隣で甲状腺がん予防のためにヨウ素剤が配られたというニュースをきっかけに、中国では「どうやらヨウ素がいいらしい。じゃあ、食塩だ！」と買い占めが始まった。海産物を食べる機会が少ない中国では、ヨード欠乏症を避けるために食塩にヨウ素が添加されているからだ。

私は原発事故の数日後に中国に出張し、妻の親戚の家で山のように積まれた食塩の買い置きを目撃した。なんでそんなバカなことをしたのかと問うと、「多分、デマだろうとは思った。でも誰もが買っていたからね。もし買わなかったらしばらく塩が手に入らないでしょう。そもそも安いし、腐らないし、万が一を考えたら買っておいたほうが合理的」と逆に説得されてしまった。

皆が念のためと買いこめば店頭からその品が消え、デマが品不足へとつながる。公共の利益には反するが、個人の選択としては買ったほうが合理的と考えるわけだ。公共心の欠如だと批判することは簡単だが、そもそも中国には独立した報道機関がなく、流言蜚語《ひご》が飛び交う社会。しかも人口大国ゆえに、物資が常に不足しがちである。人々は、公共心を発揮して損をするよりは、デマを疑いつつも流れに乗ったほうがまだましと考えるのだ。21世紀になっても、デマが飛び交い続ける中国の根幹を体験した思いだった。

さて、新型コロナウイルス感染症の話に戻ろう。今回はどのようなデマが飛び交ったのか？　それが面白いことに、かつてのような大騒ぎは起きなかったのである。

デマがなかったわけではない。

「ニンニクを1かけら、口のなかに入れたまま生活していれば感染は防げる」「マスクを二重でつければ予防効果は2倍になる」「中国政府は米国や英国の方針にならい、国民の大多数に感染させることで集団免疫を獲得する戦略を実施した」「熱い風呂に入れば、体内の新型コロナウイルスは死滅させられる」など、各種のデマが生まれたが、買い占めやパニックなど実社会に影響を与えるような騒ぎには発展しなかった。

驚いたのは、最後の風呂に関するデマは日本に輸入され、SNSやブログへの転載という形で相当数拡散されたことだ。中国のデマをウォッチする気でいたら、むしろ足元の日本でデマが広がる逆転現象が起きていた。日本ではさらに、科学に基づかない専門家以外の発言がテレビのワイドショーを中心に大々的に取りあげられ、流通し、人々を疑心暗鬼に陥れるような状況が起きている。

こうしたデマや不確実な情報が広がった先進国は、日本だけではない。英国では5Gの電波が新型コロナウイルスを強化するというデマが広がり、実際に基地局が放火される事件が起きている。米国ではトランプ大統領みずからが医学的には効果が認められていない抗マラリア薬のヒドロキシクロロキンを服用し、国民に推奨する一幕もあった。

10年前に中国共産党に批判的な中国人に話を聞いたなら、「客観性を持った独立した報道機関が、政府に過ちがないように監督する。選挙によって信任された政権の発信した情報は信頼性が高く国民も納得して従う。だから民主主義は優れている。独裁政権も正しい選択をすることはあるかもしれないが、間違いが起きた時に誰も正すことができない。最終的には独裁政権は失敗し、民主主義が勝利する」、こうした言葉がすらすらと出てきたはずだ。しかし、最近ではそういった発言を耳にすることが少なくなった。これまで、中国共産党批判のために現実とかけ離れた〝民主主義〟を妄想していたものの、旅行や仕事、留学などで実際に先進国に触れる機会が増え、理想と現実の差に気づく人が増えてきたためだろう。先進国でくり広げられているコロナの珍騒動は、この傾向をさらに加速させる契機となりそうだ。

　2020年2月にWHO（世界保健機関）が、正誤の区別がつかない情報が氾濫し混乱が起きる「インフォデミック」について警戒を呼びかけたが、流言蜚語大国の中国でそれが起きず、逆に先進国が情報で混乱している。なぜこうなったのか？　情報チャネルの多様化がインフォデミックの背景だ。世界は、伝統メディアだけが電波や新聞などマス・コミュニケーションのチャネルを掌握していた時代から、零細メディアや個人を含めて情報チャネルが爆発的に増大した時代へと変化した。それに伴い、情報の信頼性を担保する仕組みが崩壊しつつある。そして、中国は他国よりも早くこの流れを経験していたことが、インフォデミックに対する備えにつながったのである。

　情報チャネルの増大と混乱、中国においてこの現象は改革開放から始まった。特にその焦点となったのは健康、すなわち保健食品と呼ばれるサプリメントの広告だった。

「日本の＊＊＊研究所が開発した健康食品、子どもたちの健全な発達のために」「いい大学に入るためには脳への栄養が不可欠、＊＊栄養剤は勉強ができる子どもに育てます」……。

　1990年代半ば、私は留学生として中国で生活したが、怪しげな健康食品の広告がともかく多いテレビCMに驚いた。箔付けに外国の研究者や研究機関を登場させるのが定番。米国、ドイツ、そして日本が多かったように記憶している。日本でも「NASAが開発した」という広告フレーズはあったが、中国では日本も箔付けに使われていたことに不思議な感覚があった。

中国の2019年の1人当たりGDPは1万276ドルだが、1995年時点では610ドルで、約17分の1しかなかった。今でこそ大都市の中間層は先進国とほとんど変わらない生活水準に達しているが、まだ貧しい1990年代には買えるものは限られていた。しかし貧しくても、子どもたちの健康や成長に効果があると言われると、財布のひもをゆるめずにはいられない。

保健食品がもたらす利益はすさまじいものがあった。後に中国一の大富豪となる、飲料品大手・集団の創業者・宗慶後もその一人。創業は1988年、子ども向け栄養剤のワハハ（娃哈哈）児童栄養液を開発し、各地で売りまくった。特に名を馳せたのが広告ジャックだ。ある都市に進出する前に、街中に広告を張り出し、著名人が商品を絶賛する座談会を開催して新聞やラジオに大きく取りあげさせる。街中をワハハの広告で埋め尽くした後に商品を発売するのだ。

この宣伝戦術を成り立たせたのは、中国メディアのカオスだ。中華人民共和国成立後、新聞、雑誌、テレビ、ラジオなどすべてのメディアが国有企業となり、「党の喉と舌」、すなわち中国共産党の代弁者となっていた。ところが改革開放以後、メディアにも段階的に市場化改革が導入されていく（80年代半ばから本格化する中国のメディア改革、広告産業の発展については、渡辺浩平『変わる中国　変わるメディア』〔講談社現代新書、２００８年〕が詳しい）。新聞は78年時点の１８６紙から06年には１９３８紙にまで増えた。晩報（夕刊紙）、都市報（都市ごとに発行される商業紙）など新たなジャンルの新聞が、なんらかの党組織に所属して登場した。同様に雑誌やラジオ、そしてテレビ局など媒体数が激増した。特にテレビ局はケーブルテレビ、衛星放送による多チャンネル化が進行し、チャンネル数はまたたく間に１０００を超えた。90年代には都市部の一般家庭ならば、ケーブルテレビで数十チャンネルが視聴できるのが当たり前になった。それだけ広告枠も潤沢で、医療専門家の健康指南を装った保健食品の宣伝番組が大量に流れていたのである。そのいかがわしさが面白く、私はエセ宣伝番組を中国語教材として毎日視聴していた。

インフォデミックの先頭ランナー

さて、中国共産党の代弁者として、企業報道や広告の倫理がなかったところに商業化が導入され、さらに新聞や雑誌、テレビチャンネルの新設によってメディアのチャネルが激増した。これによって、怪しげな商品でも出稿できる広告環境が生まれた。この混沌とした環境はいわばインターネット後の先進国と似た状況と言えるかもしれない。怪しげな広告が跋扈《ばっこ》しうるカオスな環境が誕生したわけだ。

さらに水面下では口コミを使った、より悪辣な保健食品の販売も始まっていた。マルチ商法である。中国のマルチ商法には北派と南派という二大流派が存在する。南派は日本発のマルチ商法で、元祖とされるのが2017年末に経営破綻したジャパンライフである。同社は1993年に広東省に合資企業を作り、健康グッズ販売のマルチ商法を展開。もう一方の北派は楊玉勇が創始者とされ、人里離れた合宿所に若者を監禁して洗脳し、マルチ商法の販売員に仕立て上げる体育会系のやり口を展開した。楊は06年に逮捕されたが、そのノウハウは広く普及している。17年には大学を卒業したばかりの李文星という若者が、就職できるという名目でマルチ組織に勧誘され、厳しいノルマに苦しんだあげくに自殺するという事件が社会の注目を集めた。

また、近年では新しいテクノロジーとマルチの融合体も登場している。私は17年に浙江省杭州市に本拠を置くグローバルキャッチャーという企業を訪問した。世界中からおいしい食料品を輸入し、会員に販売する越境EC企業という触れこみだったが、話を聞いてみると、ECアプリとマルチ商法を組み合わせたビジネスだった。子会員、孫会員の購入額から一定のインセンティブを受け取れる仕組みで、富裕層の女性を中心に流行していた。月数百万円の利益をあげている人もいたという。同社のトップは「あの有名企業社長の奥さんもうちの会員なんだ」と胸を張っていたが、政府に目を付けられ、あえなく営業停止処分を受けた。それでもこりずに、残党は最近になって別のアプリ名で類似のマルチ商法を始めているらしい。

周回遅れだったはずの中国が、環境の変化によりまるで先頭を走っているかのように見えることがある。「一周遅れの先頭ランナー」と言われるゆえんだ。インフォデミックがまさにその一つで、中国は世界に比べてメディアや情報通信の展開が遅かったものの、一足先にその混乱を体験しているのだ。一方、逆から見れば、中国はインフォデミックやフェイクニュースの対策にかける時間が、他国よりはるかに長く与えられていたことも意味する。

中国の言論統制はよく知られている。メディアに対する指導、ウェブメディアに対する監督体制、SNSなどのツールに対する検閲、海外サイトに対するアクセス規制など多層的な仕組みが用意されている。こうした構造は一朝一夕にできあがったものではない。規制は常に後手に回るものだ。新しい新聞やテレビチャンネルの増加。そして、インターネットの時代に入ってからはブログが登場、ウェイボーなどSNSが発明され、新しいメディアが現れるたびに、規制が間に合わない状況が続いた。だが、破れた穴をふさぎ続けた結果、2021年現在、言論統制はかつてないほどのハイレベルな状況にある。検閲の動員体制が構築されたことに加え、AIの発展によりコンピューターが自動的に検知する能力も高まっているためだ。

正能量（ポジティブエネルギー）とは

この史上空前の検閲能力は第一に国家安全、政権維持に振り向けられている。中国共産党の支配を脅かすと見なされた言論を封殺し、少数民族の独立運動などを弾圧することを最大の使命としているのだが、それだけではない。その次に対象となるのが迷信・邪教とポルノだ。宗教は国家権力に対抗しうる可能性があるため、共産党の支配維持のために排除するのは動機としてまだ理解できるが、なぜポルノをそこまで躍起になって排除するのかと不思議に思う方も多いだろう。それは民草《たみくさ》が清く正しく生きることが、中国共産党の徳を証明し、統治者たりうる証明となるからである。この考えには中国の伝統文化が影響している。

中華民国成立以前の伝統中国においては、科挙官僚は卓越した徳を持つ存在であると位置づけられ、その徳をもって民草を感化し、良き道へと向かわせることが求められた。逆に言うと、民草が良き振る舞いをしないのは、その地を治める科挙官僚、ひいてはその上に君臨する皇帝の徳の不足を意味する。民草が清く正しく生きていれば、それは支配の正統性となる。そのために、良き暮らしをしてもらわなければならないのである。

良き支配者をめざす論理の延長線に、広告への介入もある。その好例が中国の広告法だ。1995年の施行後、2015年に改正されたが（2018年に再改正）、無秩序な宣伝を禁止するための条項がいくつも盛り込まれた。日本の薬機法に相当し、保健食品が医薬品と似た効能を持つと広告することを禁止するのはまだ序の口だ。第19条では「健康知識に関するコンテンツを装った保健食品の広告を禁止」を明示している。広告法には11回にわたり保健食品という語句が使われており、健康不安につけこんだエセ広告が最大のターゲットであることが条文からも透けて見える。

広告タレントの責任も明示されている点が特徴的だ。「実際に使ったことがない商品を推薦してはならない」「問題広告に出演した場合、広告出演者も連帯責任を負う」「違反広告に出演した場合、得た報酬の最大2倍の罰金を徴収する」という踏みこんだ情報が盛りこまれている。

実際、広告法改正によって大物芸能人の保健食品CM出演は激減したという。さらに現在ではインフルエンサーによるネット販売が流行しているが、大物インフルエンサーはサプリメントなどの広告を忌避する傾向があるという。ある日系サプリメントメーカーの経営幹部は、違法広告のリスクがあるからやりたくないとしぶる大物インフルエンサーを数ヵ月かけて口説き落としたと話していた。

ほかにも一時は書籍のベストセラーランキングは怪しげな健康本で占められていたが、こちらも出版規制で姿を消した。ウェブメディアでも大手では怪しげな健康情報を見る機会は減った。逆に増えたのは「ダイエットに近道はない」「過激なダイエットは危険」といった、科学的には正しいがインパクトが小さく、メディアの利益にはつながりにくい健康情報だ。なかば公益広告のようなもので、政府の正しいメッセージを伝える役割を果たしている。新型コロナウイルス感染症の流行が始まると、正しい手洗いの方法を教えるコンテンツが大量配信されたのもその一つだ。

習近平政権になって登場した言葉に、「正能量」（ポジティブエネルギー）がある。批判や罵倒などのネガティブな情報ではなく、ポジティブな情報でメディアを満たそうというコンセプトである。その最大の目的は、習近平政権支持のムードを作り出すことだが、同時にポルノや怪しげな詐欺的広告の排除をさらに強化するという方向にも働いている。

怪しい健康情報の排除はもっともだと考える日本人も少なくないのではないか。広告収入を目当てに不正確な医療情報を記した記事を粗製濫造していた健康まとめサイトのＷＥＬＱ問題、テレビ番組で繰り返される不正確な健康食品の紹介、そしてコロナをめぐる非専門家の放談と、日本でも問題が山積みだ。気づけばデマ大国・中国と、立場が逆転しているかのようだ。

ただし、中国の転換は国家権力による言論統制と表裏の関係にある。民主化活動家や人権派弁護士が逮捕され、あるいは政権批判の書きこみをすれば一般市民も警察に呼び出され調書を取られる。政府の不興を買えばメディアが取り潰しになっても不思議ではない。そうしたメディア、言論環境の副産物として、デマが減り正しい健康情報や疾病対策、そしてポジティブエネルギーに満たされたメディア、言論空間が存在している。

言論の自由を守るがゆえに、フェイクニュースやインフォデミックへの対策が後手に回る世界がいいのか。それとも独裁政権の言論統制の副産物として、科学的に正しい健康情報が配信される世界がいいのか。どちらも勘弁願いたいというのが本音だが、はてさて、両者のいいとこ取りができる第三の選択肢は存在するのだろうか。

アイドル経済押さえ込みの背景

先に紹介した、習近平体制発足と同時に生まれた言葉「正能量」が2021年になって新たな進化を遂げている。それがアイドル規制から透けて見える。同年8月27日、中国共産党中央インターネットセキュリティ・情報化委員会弁公室は「〝飯団〟混乱の管理のさらなる強化に関する通知」（以下、「通知」）を公布した。

中国語ができる人は「飯団」と見ると、おにぎりと誤解しそうだが、そうではない。ここでは「ファン団体」を指すネットスラングである。アイドル・ファンの活動を規制する内容である。

中国では18年からアイドル・オーディション番組人気が続いている。韓国のテレビ番組「プロデュース101」のリメイクで、約100人の候補者が視聴者投票による審査に挑み、勝ち残ったメンバーがデビューする。

番組内容だけではなく、応援スタイルも韓国式だ。ファンたちは「後援会」と呼ばれる私設応援団を作り、お金を出し合って街頭に応援広告を出稿し、投票券を大量購入する。

デビュー後はアイドルがアンバサダーとして広告した商品を大量購入し、「このアイドルはこれだけの購買行動を誘発する能力がある」と実力をアピールする活動を行う。アイドル・ファンの購買力に期待してのアンバサダー起用は新興企業からハイブランドにまで広がり、その市場規模は９００億元（約1兆５３００億円）とも推計されている。

日本のアイドル業界でもＣＤに添付された投票券を大量購入する仕組みはあるが、「デジタル大国」中国では、ビジネスの生態系がより発展している。

ファン団体管理アプリの「タオバー（桃叭）」は後援会会員からの資金集め記録、経費支出の報告、さらには街頭広告の出稿まですべて行うことができる。後援会のリーダーが集めた金を持ち逃げしないよう、顔認証システムを使って本人確認を行う機能まで備わっている。

また、投票券は番組スポンサーの商品である、フルーツ牛乳などの飲料品のおまけとされていることが多い。投票のためには商品を開封する必要があるが、かなりの労力が必要だ。そこで出稼ぎ農民などのギグワーカーを雇用して、代わりに開封するビジネスまで誕生している。

アイドルを取り巻くエコシステムは、中国式ニューエコノミーの典型例と言ってもいい。モバイル決済によって資金移動のコストが極小化したため、資金集めやギグワーカー雇用のハードルが著しく下がった。モバイルアプリ開発の能力が高く、一定の需要があれば、関連の管理するサービスまであっという間に作られてしまう。そして、資金集めなどは既存の法律でも違法と認定される可能性が高いが、それでもビジネスが急拡大する。

このアイドル経済の急拡大は2021年5月に急ブレーキを踏むことになる。後援会の依頼を受け、乳製品を開封して投票券を取り出し、中身を廃棄している動画がネットに流出したためだ。食品を無駄にしていると批判の声が高まった。また、以前からも集めた資金の持ち逃げ、未成年者を高額な消費に誘導している、そしてファン同士のいがみあいなどが話題となってきたこともあり、中国共産党は一気にアイドル経済押さえ込みに踏み切った。

かくして、この項冒頭の「通知」につながる。計10項目の禁止措置があげられている。芸能人の人気ランキングの禁止、後援会は芸能事務所から認証と監督を受けることを義務化、未成年者の応援消費禁止とファン活動が学習の邪魔にならないように配慮すること、資金集めのネットコミュニティの禁止といった措置に加え、ちょっとぎょっとする内容も盛り込まれている。それは、音楽や映画のランキングにおいては、一般ユーザーからの投票やコメントが占める比重を減らし、専門家による評価をより重視するよう求めるというものだ。

これが何を意味しているのか。この通知の2日前に、北京市で開催された「中国テレビ芸術事業者職業道徳・業界モラル建設活動座談会」での発言がより明確に意図を示している。中国電影文学学会の余飛《ユーフェイ》副会長は「多数の脚本家、監督、研究者による組織を作り、作品のランキングを作るべきだ。これにより、正能量（ポジティブエネルギー）の創作を奨励できる」と主張している。

「正能量」の新展開

「正能量」とは社会に対して、より前向きでポジティブな方向性を示すことを意味する。習近平の体制以前の胡錦濤体制ではソーシャルメディアの発達もあり、社会批判的な言説が人気を集めた。当時は中国の格差や社会問題に言及する新意見領袖（ニュー・オピニオンリーダー）がネット世論のハブ的存在であった。指導者批判、党批判、あるいは抗議集会の呼びかけなどは厳しく規制されていたが、社会問題に対する論評は比較的自由だったのだ。

しかし、習近平体制発足後はこうした社会批判までも取り締まりの対象となり、ネット世論のムードをも誘導するように変化。一部の新意見領袖や人権派弁護士の逮捕もあり、ネット世論のハブは芸能人や網紅《ワンホン》（インフルエンサー）へと移っていった。

ネット世論は大きく様変わりし、中国共産党の意向に沿った正能量か、はたまた毒気の抜かれた娯楽情報ばかりとなったが、中国共産党はさらなる取り組みを始めている。アイドル・ファン団体規制にもその意向がにじみ出ているが、それだけではない。

中国共産党中央インターネットセキュリティ・情報化委員会弁公室は「通知」公布と同日に2つの文書を公開している。1つは2ヵ月間にわたる経済ニュース取り締まりキャンペーンだ。経済政策やマクロ経済データを歪曲し中国経済衰退を唱える、株式売却を呼びかける、ネガティブな事件を課題に報道するウェブメディアやSNSアカウントの取り締まりを実施する、というものだ。

もう1つは「インターネット情報サービスアルゴリズム・リコメンド管理規定」(パブリックコメント稿)である。ネットショップからニュースサイト、動画サイトまで、インターネットのあらゆるサービスでリコメンド機能が実装されているが、過剰な消費を煽る、意見や消費行動が誘導されるという問題が生じている。そうした問題行為を禁止し、アルゴリズムの透明性を担保するよう求める規定である。

しかし、ここにも「サービスの提供者は主流価値の動向を堅持し、アルゴリズム・リコメンドのメカニズムを改善すること。積極的に正能量を伝播し、アルゴリズムの活用を善へと向かわせなければならない」との条文が盛り込まれている。

アイドルに夢中になった子どもたちのムダ遣いを止める。IT企業による悪質な誘導を規制する。庶民に支持される政策と同時に、世論掌握の仕組みが着々と整備されている。

中国は合理主義なのか？

中国駐在歴が長い日本人ビジネスマンが一様に口にする中国の特色が、「合理主義」だ。情に流されずに損得を判断することや、レガシーを大胆に切り捨て、テクノロジーを導入して迅速に社会実装するなど、確かに徹底した合理主義を感じることは多い。なるほど、信仰を持つことを禁じられた9515万人の中国共産党党員が支配する国は違う……と言いたくなる。

怪しげな広告の排除という「ひょっとして日本にも必要なのでは」という取り組みもあれば、政府指示の世論操作など「勘弁して欲しいディストピア的展開」など、さまざまなものがあるが、確かに合理性という軸では共通しているように見える。

だが、非合理の世界もまた複雑なのだ。冷徹な判断を下すビジネスマンには、縁起担ぎを欠かさず、結構な金額を払って僧侶や道士に祈禱してもらう人が多い。党員ですら各種宗教の信者は多く、風水や怪しげな気功にハマっている人も多い。

こうした合理主義と非合理主義は別々に存在しているわけではない。後述するように、中国の科学を代表する知性が超能力に魅了されたことで、オカルト気功がブームとなり、やがて1万人もの学習者が中国政治の中枢を包囲する「法輪功四二五事件」へと発展。その法輪功弾圧の指揮を執った中国共産党高官が実は風水師の予言に従って生きていた。まっとうな医療と怪しげな民間療法の境目があいまいな伝統中国医学など、合理主義とオカルト非合理の間には明確な境界線はなく、グラデーションのようにあいまいに混ざり合っている。

習近平総書記は２０２０年8月11日の全人代常務委員会会議において、コロナ対策で功績をあげた医療関係者４人への勲章授与を発表した。最高の栄誉である共和国勲章を授与されたのは鐘南山院士だ（「院士」とは中国の工学・科学分野の最高位の称号）。新型コロナウイルス感染症の流行初期、地元政府は、いわゆるヒトヒト感染は確認されていない、人間から人間には感染しないのではないかという立場をとり続けた。欺瞞と隠蔽が続くなか、新型コロナウイルス感染症の流行が拡大したのだが、この状況を一変させたのが鐘院士だ。現地を調査した後、ヒトからヒトへの感染が起きていると明言し、政府に対策を迫った。鐘院士は02年から03年のＳＡＲＳ流行時も、病気の脅威を過小評価する当局と正反対の見解を述べた。83歳という高齢ながらも対策の最前線に立つのは、権力を恐れず直言する専門家として中国国民の信頼を集めるがゆえ。「政府は信用ならなくても鐘院士は信じられる」という中国人は多い。受章も当然だろう。

残る３人には人民英雄の称号が贈られた。対策の最前線となった武漢市金銀潭医院の張《ジャン》定宇《ディンユー》院長、人民解放軍所属の疫病対策およびワクチン開発のスペシャリストである陳薇《チェンウェイ》院士、そして天津中医薬大学の張伯礼《ジャンボーリー》学長だ。この３人はコロナ対策で業績をあげたことはもちろんだが、それぞれが所属する業界の代表者として表彰されたという側面もある。張院長は武漢市の病院関係者の代表者として、陳院士は人民解放軍医療部隊の代表者として、そして張学長は「中医」、すなわち伝統中国医学業界の代表者という扱いだ。このように並べてみると、中国における中医が持つ存在感の大きさが理解できるのではないだろうか。

中国医学に有用性はあるか

実際に臨床現場でも中医は欠かせない存在のようだ。２０２０年5月29日に日中医療従事者のオンライン交流会が開催された。コロナ対策にどのような治療が有効かについて専門家同士の突っ込んだ議論が交わされたが、そのなかで印象的なシーンがあった。日本側が「伝統薬を使っているというが、どのような薬が新型コロナウイルス肺炎の治療に効果があったのか」と質問すると、中国側の医療関係者はそんな当たり前のことを質問するなんてと苦笑しながら、「症状にあわせていろんな薬を使います。中国ではそうするものなんです」と説明していた。日本側は伝統薬がコロナ治療に特別な効果があるから投与しているのかと聞いたのだが、中国側はせきや倦怠感などの症状にあわせて伝統薬を投与するのはごくごく一般的で、特効薬のような役割は期待していないという食い違いが見られて、なかなか興味深い場面だった。

人それぞれの異なる症状にあわせて投与するというと聞こえはいいが、つまるところコロナに効くのか、あるいは特定の症状に効果があるのかについて、統計的な結果が示せないということになりかねない。実際、科学的根拠の希薄さは中国医学について回る批判だ。現在主流となっている西洋医学で用いられる医薬品の臨床試験では、二重盲検法（ダブルブラインドテスト）、すなわち無作為に被験薬を投与するグループと偽薬を投与するグループに、被験者を分けて観察する手法が採られる。その際、医師にも被験者にも薬が投与されたのか、偽薬が投与されたのかは知らされない。このテストで、統計的に有意な効果が得られてはじめて医薬品として認可される。一方、中国医学の医薬品をダブルブラインドテストにかけてもその有効性が確認できなかったという事例が多い。

そもそも中国医学の医薬品について規定する「中医薬法」の第30条に、古典に記された伝統薬の処方で生産する場合には、非臨床安全性研究資料を提出するのみで認可を申請できると規定されている。通常の薬品ならば、大規模な臨床試験で有効性や副作用を確かめるのだが、伝統薬ならばそうした手続きは不要で、有効性が確認されずとも薬として認可されてしまうわけだ。ニセ科学批判で知られるサイエンスライターの方是民《ファンシーミイン》（ペンネームは方舟《ファンジョウ》子《ズ》）は、中国医学は科学的に効果が確認されていないとして、医療システムから除外し、たんなる民間療法として処遇するべきと主張してきた。

この方舟子の主張は過激だが、中国医学にどれほどの有用性があるかは、長年議論され続けてきたテーマである。

医者ではない私に踏み込んだ判断はできないが、私の態度をお伝えすると、それなりに信頼しているが、大病ならば西洋医学にお願いしたい、というところだろうか。体調が悪い時に伝統薬やカッピング（真空状態にしたカップを背中にのせて吸引し、血行促進する療法）などの伝統療法に頼り、実際に効果を体感することも多い。一方で中国医学のなかには怪しげなものも含まれていることはなんとなく理解しており、命にかかわる大病ならば、中国医学では不安を覚える。

中国医学はコロナ治療に役立ったか

人民英雄たる先の張伯礼学長の活躍について伝える記事を読んでみると、面白い記述が見つかった。「私はただ自分がやるべきことをやっただけだ」、２０２０年5月28日付『新華網』の記事は張学長の活躍を伝えている。同年時点で72歳の高齢にもかかわらず、1月末に武漢入りした張学長は4月16日までの82日間、最前線で治療にあたったという。その途中、過労から体を壊し、胆のうを除去する緊急手術を受けたが、術後3日目にして再び治療現場に立ったというから、その奮闘ぶりには頭を下げざるを得ない。気になるのは張学長率いる中国医学医療チームの手法だ。武漢市の江夏方艙医院を請け負い、計５６４人の患者を担当したと言うが、「中国医学の医薬品と按摩、鍼灸、太極拳、八段錦（気功の一種）を組み合わせることで、〝重症化ゼロ、再発ゼロ、感染ゼロ〟を達成した」とある。なんとコロナ対策に鍼灸や気功まで動員していたというのだ。

方艙医院（カプセル病院）は軽症、無症状の感染者を受け入れる臨時の医療施設で、自宅療養では家族に感染させる可能性のある人が、他者に感染させない状態になるまで、誰にも会わずに過ごすための施設である。無症状はもちろん、軽症でも特別な治療は必要ない。ちゃんと隔離して、他人に感染させなければそれでOKなのだ。この方艙医院で健康状態をチェックする医師も重要な役割を担っているとはいえ、果たして人民英雄クラスの活躍なのだろうか。重症化した患者が1人も出なかったのはすばらしいが、コロナ感染者の多くは重症化しないことはよく知られている。中国医学の薬にどれだけの効果があったのだろうか。

2020年7月から8月にかけて、新疆ウイグル自治区ウルムチ市で新型コロナウイルス感染症が流行した。感染者は800人程度だったが、現地では1ヵ月以上に及ぶ封鎖式管理が実施された。外出できない住民たちには食糧や医療物資が支給されたが、そのなかには伝統中国医学の薬も含まれている。住民を集めて、コップに入った薬を一気飲みする動画が公開されたことから、服用を強制しているのではないかと、論議を呼んだ。配布された薬は数種類あったようだ。その一つが「連花清瘟」という薬だ。SARS向けに開発されたものだが、新型コロナウイルス感染症軽症患者の回復を助ける働きがあるという。しかし、シンガポール当局は薬ではなく保健食品扱いで販売を認めるなど、中国以外の国ではその効果は確認されていない。中国国内でも予防効果はデマとの発表もあったが、ウルムチ市では感染していない市民にも予防のために服用するよう指示があったようだ。これでは市民の心配が募るのも無理はない。

気功ブームと「超能力」

さらに按摩、鍼灸、太極拳、気功……と、どれだけの功績をあげたのかと疑念がわいてくるのは否めない。

中国医学とはいわゆる薬だけではなく、温浴療法や薬膳、カッピングなど幅広い伝統治療法を含んだ概念だ。そしてそのなかには気功も含まれている。前述の八段錦は古来より中国の民間で広く行われてきた気功、武術とされる。太極拳とラジオ体操の中間のようにも見える、呼吸を意識しながらゆったりと行う動作が特徴的だ。その開祖は金と戦った南宋の英雄、岳飛にさかのぼる……といった伝承もあるようだが、史実とは考えにくい。

ここではその由来の正否については踏み込まないが、この八段錦は2003年に中国政府が制定した「健身気功」に指定されている。政府公認の〝正しい〟気功なのだ。かの法輪功が中国政府の弾圧を受けたのが1999年。その後に生み出された、清く正しい気功というわけだ。健身気功が生み出される前には、どんな大病も薬を使わずして治す、未来を予言する、地球の爆発を食い止めるといった超常能力的なオカルト気功集団がいくつも存在していた。

1949年の中華人民共和国成立後、中国政府は医療の観点から気功を奨励した。近代仏教思想史の研究者・成慶がコラムサイトの「騰訊文化」に寄稿した記事「気功ブームの背後」によると、59年には気功療法を行う診療機関は200ヵ所を超えていたという。50年代から始まった第一次気功ブームだが、文化大革命によって突然の終了を迎える。封建残滓の打破をめざす文化大革命において、気功もまた打倒すべき対象だったからだ。そして、78年の文化大革命終了後に第2次気功ブームが始まるが、医療中心だった第1次ブームとは異なり、超能力と民間宗教とをごった煮にした、オカルト色の強いものとなった。この経緯については、浜勝彦「改革・開放期中国における超能力、気功論争」（『創大中国論集』第6号、2003年所収）が詳しい。

第2次気功ブームの発端となったのは、79年3月に『四川日報』が報じた「耳で字を読む少年あらわる」の記事であった。今ならば一顧だにされない三面記事だが、文革を終えたばかりの、まだすれていない中国人たちにとってこの〝怪異〟は注目の的となった。後に『人民日報』が「四川医学院の報告」を掲載し、少年は盗み読みしていただけであり超能力ではないとの判断を示し、楊超・四川省党委員会書記が自己批判する騒ぎとなった。

ここまででも十分なドタバタだが、面白いのはここからだ。「実験もせずして超能力を否定してはならない」という反発が起きたのだ。この超能力支持派には航空力学の専門家として米国のマンハッタン計画にたずさわり、後に中国のロケット、人工衛星の開発にたずさわったことで知られる「ロケット王」こと、銭学森も加わっていた。世界的な科学者がなぜオカルトを支持したのか、今から見ると不思議に思えるが、70年代から80年代にかけてはユリ・ゲラーなどによる世界的な超能力ブームがあり、オカルトなスピリチュアリズムとも近いニューエイジ運動が隆盛した時代でもあると考えれば、さほど不思議ではない。あのCIA（米中央情報局）でさえユリ・ゲラーの能力を実験していたのである。

銭学森らは超能力などの人体科学を研究するべきと強く主張し、この支持により、超能力支持派は息を吹き返す。「人体特異効能」（超能力）の研究が盛んになったが、一方で于光遠・国家科学技術委員会副主任を中心に超能力反対派も結集し、人体特異効能問題調査研究連絡グループが結成された。両者の対立は次第に熱を帯び、政治対立へと発展していった。最終的に時の党主席であった胡耀邦《フーヤオバン》が裁決することになり、「宣伝せず、批判せず、論争せず」という「三不」方針が示される。超能力を否定はしないが、大々的に推奨してはならないという玉虫色の決着となった。孔子は鬼神などの怪異について、「敬して遠ざけよ」と語ったというが、胡耀邦もまたその教えに従ったということだろうか。

法輪功の登場と排除

三不方針により、オカルトがらみの論争は下火となった中国だが、1987年から今度は気功ブームが再燃する。これはむしろ超能力ブームに近いものがあり、遼寧省で大規模な森林火災が起きた時、人民解放軍高官が高名な気功師・厳新に助けを求め、果たしてその予言通りに鎮火した……という神秘的エピソードが喧伝されるなど、まさに神の力を持つ気功師たちの時代となったのだ。

気功ブームには大きく三つの要因があると考えられる。第一に超能力支持派がじっくりと準備を続けてきたことだ。86年に中国気功科学研究会が成立するが、そのトップを務めたのは国防科学技術工業委員会の張震寰主任である。超能力支持派の中心人物であり、三不方針が出た後も気功師たちと結託し、巻き返しを狙っていたと見られる。

第二に胡耀邦の失脚だ。87年1月に総書記を解任されたことで、胡の三不方針が有名無実化された。

そして第三に社会の不安定化だ。改革開放が始まって約10年、社会体制の大転換、さらに保守派の巻き返しによる政治闘争、経済改革に伴う物価上昇と、中国社会は慌ただしい混乱の時代を迎えていた。自らの運命が明日にはどうなるかわからない不安感は、人々にオカルトを求める動機を与えたのだった。

前述の厳新を筆頭に、80年代後半から90年代にかけて中国では次々と神秘的な力を持った気功師が登場してくる。そのラストに登場し、そして最大の成功を収めたのが、法輪功の創始者である李洪志《リーホンジー》である。李は吉林省生まれの元軍人とされるが、法輪功創設前の経歴については確かな裏づけはない。ただ、92年の創設後、またたく間に普及し、最盛期には700万人とも言われる学習者を集めた。創設の翌年には超能力支持派の団体である中国気功科学研究会にも所属し、政府高官の後ろ盾を得ている。彼らにとっては李のカリスマ性、あるいは超能力が支持の理由であったのだろうが、一般の学習者にとっては〝コスパの良さ〟が最大の魅力だったようだ。

私は98年に広東省で元法輪功学習者を取材しているが、簡単な気功体操を続けるだけでどんな病気も治せることが魅力で、学習者が増え続けたと話している。ただし、その人物は法輪功の修練を始めてから薬をやめたところ、血圧がみるみる上昇。これは頼みにならないということで脱退し、その後は別のキリスト教系新興カルトに入信したという。取材の際、法輪功の経典にあたる『転法輪』をゆずってもらったが、「地球はすでに破滅寸前だが、李洪志の神通力によって一時的に食い止めている」といった記述が見られた。書籍の検閲がある中国でこんな本が出せるというのも驚きだ。共産党高官が後ろ盾についているからこそできたことである。『転法輪』はなんと100万部を超えるベストセラーになったという。

もっとも、こうしたオカルト気功ブームのピークは、90年代半ばまでであった。気功集団があまりに勢力を持ち過ぎたのと、健康被害などの報告が相次いだためだろう。カリスマ気功師たちが次々と逮捕されていき、法輪功の李洪志は米国に脱出。その上で学習者たちに指令を出し、99年4月25日に中国政治の中枢「中南海」を1万人もの学習者で取り囲む事件を起こした。第二次天安門事件以来最大とも言われる政治動乱は、中国共産党政権に大きな衝撃を与え、その後は徹底的な取り締まりに転じる。その過程ですさまじい暴力が振るわれ、国際的な人権問題となった。

オカルト需要は続く

先にコロナ対策の一環として、八段錦が用いられたことを紹介した。この八段錦は2003年に中国国家体育総局のお墨付きを得た「健身気功」である。法輪功などのオカルト気功を排除する一方で、清く正しい気功を用意したというわけだ。

だが、法輪功の排除を契機に、オカルト要素が排除されたかと言えば、必ずしもそうではない。法輪功の弾圧、排除の指揮を執ったのが中央防範・処理邪教問題領導グループ弁公室、通称六一〇弁公室である。そのトップを務めた周永康・元中国共産党政法委員会書記は２０１５年に習近平との権力闘争に敗れ、汚職容疑で逮捕される。

そしてこの周が長年心酔してきた風水師が、曹永正（本名は曹増玉）だ。新疆ウイグル自治区で育った曹は80年代後半の気功ブームに乗り、超能力の持ち主として「新疆三大仙」の一人に数えられた。また、その特殊能力を認められ、新疆超越医学研究所副所長というポストも与えられた。中国共産党がオカルト気功の排斥に乗りだした後は職を辞して、富裕層専門の風水師へと転じているが、１９９３年に開設した「世界名人康復咨詢倶楽部」は80万ドルもの年会費が必要とされ、それでも曹に占ってほしいという客が殺到したと伝えられている。

オカルト気功集団・法輪功弾圧の指揮を執った周もまた風水師に心酔していたとはなんとも皮肉である。周が逮捕された翌年、曹永正も贈賄などの容疑で逮捕されている。

だが、中国とオカルト気功、超能力のエピソードはこれで終わったわけではない。16年、中国共産党は「チベット仏教活仏検索システム」をリリースした。チベット仏教には輪廻転生を繰り返す活仏と呼ばれる存在がいるが、その活仏が、中国共産党によって認定された本物かどうかを確認できるデータベースである。こんな代物が登場した背景には、中国人、とりわけ漢民族の間でのチベット仏教ブームがある。漢民族の仏教は怪しげな教えや健康法を伝えては庶民からカネをむしり取る拝金主義に堕したが、チベット仏教の活仏は高潔で信頼できるというのだ。ところがそうした人気が出れば、今度はニセの活仏が登場してくるのだからキリがない。被害を減らそうと、活仏検索システムが作られたのだが、このデータベースで被害が減ったという話は今のところ聞いていない。

超能力、気功、そして宗教……。共産主義者が支配する合理主義の国・中国だが、この手のオカルト需要は消えることはないのだろう。

大動員とデジタル化、徹底した合理主義に基づく社会統制で新型コロナウイルスの抑え込みを進めている中国当局だが、すべてが合理的判断に基づいているわけではない。「謎の薬の服用強制」といった、不可思議な話もそこには織り込まれている。

第４章

摩天楼と城中村

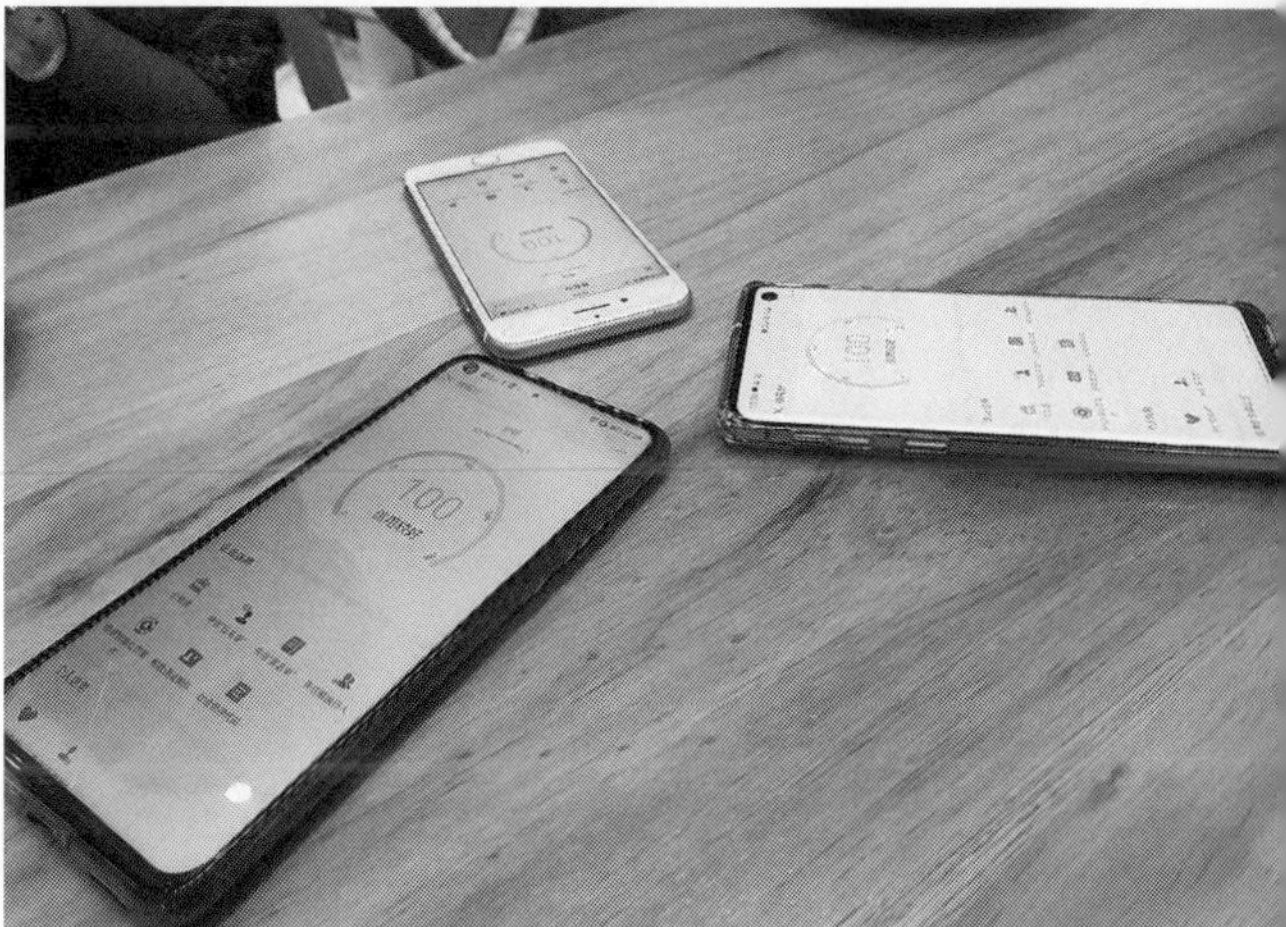

江蘇省蘇州市政府の信用スコア

伝統の〝ゲテモノ食〟をAIで禁じられるか？

「4本足は机と椅子以外、2本足は両親以外、空飛ぶものは飛行機以外、なんでも食べる」どんな動物でも食べる。悪食《あくじき》な中国の食文化を端的に示すフレーズだ。なんでもというだけあって、犬やヘビといったメジャーどころだけではない。野生動物を食べる「野味《やみ》」の対象には、SARSや新型コロナウイルス感染症が人間に感染する媒介となったと見られているセンザンコウやハクビシン、はてはトラやパンダといった絶滅危惧種まで含まれる。

新型コロナウイルス感染症の流行によって、野味は排除すべき悪習だとして、中国共産党は禁止する姿勢を明確にしているが、早くも腰砕けの感がある。トップの一存で14億の民《たみ》を右に左に動かせる権威主義体制でありながら、SARSや新型コロナウイルス感染症があっても食習慣一つ変えられない。こうしたゲテモノ食をめぐる矛盾から見えてくるのは、今なお「人治と法治」という古めかしい課題に苦しむ中国の姿であり、そしてAIによって法治の欠如を補おうとする挑戦である。

4本足は机と椅子以外……というフレーズは、もともと中国南部、広東省の人々の食を指すものだという。なるほど、確かに広東省にはヘビやネコなどを食べるレストランが多いが、北部の食文化はまったく違う。私の妻は中国北部の天津市出身だが、ネコはおろか比較的ポピュラーな犬すら食べたことがない。日本に住んでいる今でも、馬肉や鯨肉を食べようとしない。「ゲテモノを食べるのは中国南部の人だけ。一緒にして欲しくない」と言うのが妻の主張だが、個人的には怪しいものだと思っている。というのは、広東省は改革開放以後に中国でもっとも早く豊かになった地域であり、その経済力がゲテモノ食という〝趣味〟を広めた可能性が高いとにらんでいるからだ。金がなければゲテモノは食えない。その余裕のある人間が相当数いるため関連産業が発展した広東省と、悪趣味な金持ちが少なかったその他の地域、という対比のほうが腑に落ちる。

そもそも、中国料理の最高峰とされる満漢全席、各種のご馳走と珍味を集めた清朝時代の宮廷料理にもクジャク、ゾウの鼻、ラクダのこぶ、猿の脳みそ、ヒョウの胎児、オランウータンの唇などのゲテモノが入っている。広東省から遠く離れた北京の皇族や貴族たちもゲテモノを愛していたわけだ。

「さすがにゾウやオランウータンは食べられなかったけど、シマウマは食べたよ」

そう教えてくれたのは、あるカナダ人の大学教員だ。１９８０年代には北京動物園の近くに、死んだ動物の肉をこっそりと提供するレストランがあったのだという。にわかには信じがたいが、実は２０１０年にもクジャク肉やカンガルー肉を提供する野味レストランが園内にあると話題になった。目だけではなく胃袋でも動物とふれあう……。さすがに悪趣味だとして中国でも批判されたが、かなりの高級レストランで、それなりの客を集めていたという。公然と主張はしづらいが、野味好きは少なくないのだ。

なぜ、野味好きが多いのか。珍しい肉を食べてみたいという好奇心だけではない。中国伝統医学には「補品」という概念がある。食材に応じた健康が得られるという発想で、肝臓が悪い時はレバーを食べればいいし、強い動物を食べればその力が身につくということらしい。事故死したシマウマの肉などおいしいはずもないが、アフリカのサバンナを駆け回る元気がもらえると思えば、高い金を払っても食べる価値があるというわけだ。

たくましい動物の力を我が物としたい……。このニーズがもっとも強いのが精力剤で、そのため各種動物の鞭（ペニス）が出回っている。私が食べたことがあるのは牛や馬で、街中の串焼き屋で普通に売っていた。もっとも効果が高いとされるのがトラだが、ワシントン条約で取引が禁止されているため、まるでドラッグのようにこっそりと売買されるという。トラの鞭を食べた中国人によると、なじみの料理店が闇ルートで食材を入手し、常連客に連絡。こそこそと集まって食したという。うまくもなければ効果も感じなかったそうだが、違法食

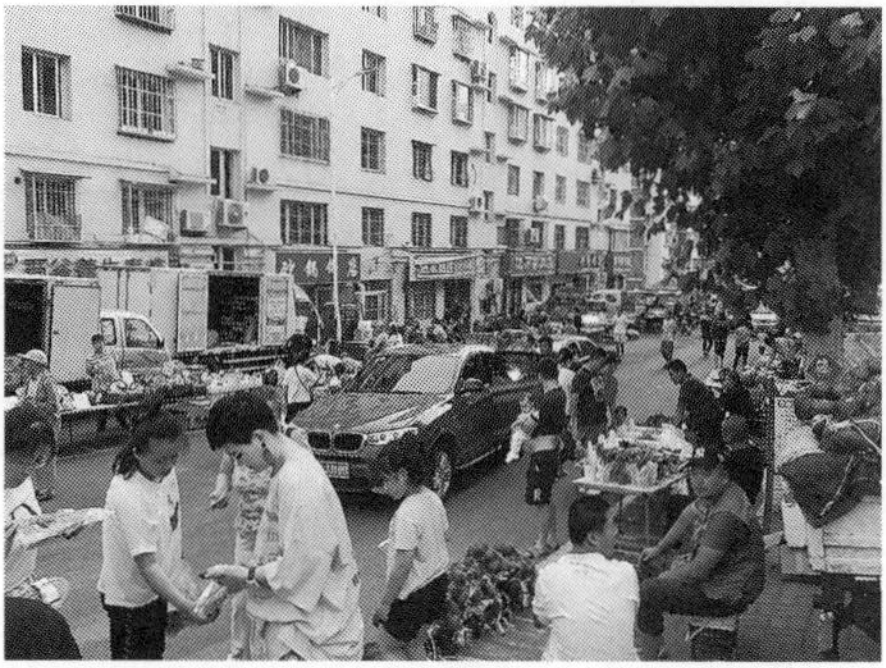

山東省威海市、住宅街の市場。時に思わぬ“珍味”が並ぶことも

材を隠れて食べる背徳感は何年たっても話のネタにできるほどのインパクトがあるらしい。

　こうした違法食材のなかでも、おそらく頂点に君臨するのが中国の国宝ジャイアントパンダであろう。闇の世界ではその肉も流通しているというから驚きだ。パンダ肉流通が表に出た事件がある。2014年のこと、雲南省昭通市水富県の森林警察は「パンダ肉が販売されている」との通報を受けた。捜査したところ、出所不明の冷凍肉が押収された。容疑者はクマ肉だと言い張ったが、DNA鑑定の結果、まさにパンダの肉であることが判明した。

　このパンダ肉はどこから入手したのか。取り調べの結果、近隣の農民、王兄弟が捕殺したことが明らかとなった。飼っていた羊が猛獣にかみ殺されたため、追いかけて害獣を退治したら、それがパンダだった。これが容疑者の主張だ。家畜を殺されてかっとなったという弁明だが、銃殺した後は手際よく解体し、肉を仲買人に売っていたのだから弁解の余地はないだろう。ちなみにパンダ肉35キロに4本の手足をセットにして、わずか4800元（約8万1100円）という安値だったことも話題となった。もっともこれは仲買人の仕入れ価格で、末端価格がいくらになるのかは見当もつかない。なお、王兄弟は兄が懲役13年、弟が懲役11年という重罰を受けている。

トラ牧場やクマ牧場も

なるほど、野生動物の密猟はリスクが高い。ならば人工繁殖してしまえ、と考えるのが中国人の起業魂だ。こうしてできたビジネスの一つが「トラ牧場」だ。2017年時点で中国全土に200ヵ所、6000頭ものトラが飼育されていたという。先のとおりトラで商売はできない。そこで、絶滅を防ぐべく繁殖基地を設立し、基地を維持する財源として、不慮の事故で死んだトラの部位を販売する……という、とんちのような名目でビジネスが行われてきた。

トラ牧場があれば、クマ農場も存在する。農場と名乗るのは、クマは食肉ではなく、珍重される漢方薬・熊胆《くまのい》の採取を目的としているためだ。檻にいれたクマにカテーテルをつなげ、生きたまま胆汁を採取するのである。北朝鮮で発明された手法と言われるが、その後中国で大々的に広まった。あまりにも残酷だと中国国内からの批判も強く、伝統中国薬の製造企業で1000頭以上のクマを飼育する帰真堂薬業は、抗議活動によって2012年に予定していた上場を撤回したほどだ。

ちなみに、中国では2003年に商業利用のための人工繁殖を認められた野生動物のリストが制定されている。54種の動物が掲載されているが、トラやクマは入っていない。トラ牧場もクマ農場も合法的な商売とは言いがたいわけだ。ちなみに掲載されているのはイノシシやダチョウといったわかりやすいところから、クジャクなどの鳥、ワニやスッポン、カエル、さらにはサソリやムカデといった昆虫や節足動物も入っている。

興味深いのはハクビシンがこのリストに入っている点だ。というのも、2002年から翌年にかけて中国で流行したSARSは、もともとコウモリが持っていたコロナウイルスが人間に感染するよう変異することで広まったが、コウモリから人間に直接伝染するのではなく、ハクビシンが中間宿主として介在したとされる。そして新型コロナウイルスのCOVID-19もセンザンコウが中間宿主だった可能性が示されている。長期にわたり大量に食されてきた牛、ブタなどは生態が熟知され感染病リスクに関する知見も多い。一方、ハクビシンなど家畜化されなかった動物はまだ不明なことも多く、人間との接触機会が増えることで新たな病気が生まれかねない。ＳＡＲＳ流行後に制定された、人工繁殖認可リストにハクビシンが入っているのはさすがにまずいと、各地方で暫定的に繁殖禁止にしたが、これもいつの間にかなし崩し的に養殖が広がってしまった。ＳＡＲＳという大きな教訓があったにもかかわらず、同じ過ちを犯しているわけだ。

野味禁止の号令

新型コロナウイルスの感染被害は甚大で、さすがの中国政府もこの状況はまずいと考えた。国際的にコロナの起源論争が始まるや、ウイルスは他国から持ち込まれた、武漢市の野生動物市場が発端ではないと主張する一方で、かつてないほどに強力な野味規制を実施している。中国全土でまだコロナ対策のための経済活動停止、外出自粛が続いている最中の２０２０年2月24日、全人代常務委員会は、野味規制の法案を可決した。

従来の規制は希少動物の保護が中心で公衆衛生の観点がなかった。貴重だから保護すべき、毒があるので食べてはいけない、という決まりはあっても、それ以外は放任されていた。そこで同法案では、家畜認定を受けた動物以外は、食べることも繁殖させることも禁止するというホワイトリスト方式が採られた。

ホワイトリストに掲載されたのは以下の33種である。中国で古くから扱われてきた伝統畜禽として、「ブタ、牛、コブウシ、水牛、ヤク、ガウル、羊、ヤギ、馬、ロバ、ラクダ、ウサギ、ニワトリ、アヒル、ガチョウ、ハト、ウズラ」の17種類。これにくわえて外来種だが繁殖手法が確立している特殊畜禽として「ニホンジカ、アカシカ、トナカイ、アルパカ、シチメンチョウ、ホロホロチョウ、キジ、鷓鴣《シャコ》、ノバリケン、マガモ、ダチョウ、エミュー」が選ばれた。さらに「ミンク、ギンギツネ、ホッキョクギツネ、タヌキ」は非食用、すなわち毛皮のための繁殖が認められている。

大騒ぎとなったのはワニ、スッポン、ウシガエル、ヘビ、ザリガニの類だ。先の2003年の繁殖許可リストには入っており、近年も中国全土で一般的に食べられている食材である。養殖産業の規模も大きい。他に先駆けて地方条例を定めた広東省深圳市の担当官僚が質疑でスッポン禁止と発言したため、これがトップニュースになるほどの騒ぎとなった。最終的にはホワイトリストで制限されるのは哺乳類と鳥類のみという解釈となり、爬虫類や両生類、甲殻類は規制されないこととなった。特にザリガニとビールのセットは中国の夏には欠かせないB級グルメとして定着しているため、安堵した人は多いようだ。

この決定によりハクビシンやセンザンコウなど多くの野味は禁止されることとなった。特に衝撃が大きいのは犬肉が違法となったことだろう。中国は年に1000万頭、全世界の消費量の約半分を消費していると言われている。広西チワン族自治区の玉林犬肉祭りは多くの犬肉ファンと、それ以上に反発する多くの動物愛護団体を集める世界的イベントとなってきた。中国でもペット愛好家が増えるなか、動物愛護の観点から犬肉を禁止すべきか、それとも犬肉食の文化と関連事業者の商売を守るべきかというジレンマが常につきまとってきた。中国共産党の機関紙『人民日報』は2014年6月23日の記事で「犬はパートナーでもあり、食材でもある」との論説記事を掲載しているが、賛成派も反対派も互いの意見を尊重して解決策を見つけようという、腰の引けた内容であった。

ところが2020年のホワイトリスト方式から犬、さらにネコが外され、ペット愛好家から悪名高かった中国の食習慣は違法となったのであった。

喉元過ぎれば……

新型コロナウイルスの出現を契機として世界は大きく変わる。盛んに言われている話だが、中国においては野味の厳格な禁止というアフターコロナが待ち構えていた。新型コロナウイルスは他にどのようなレガシーを残すのだろうか。

マスクの着用や手洗いなど、衛生に関する啓蒙活動が徹底的に行われた。パーソナルスペース、つまり人間同士の距離をとり、ソーシャルディスタンスを保つ習慣も広がった。流行初期に、ある中国在住の日本人企業家に話を聞くと、「中国人の衛生観念が変わる歴史的転換点になるでしょう。どれだけ豊かになっても、清潔にはならなかった街が、そして人々が一気に変化すると思います」と語っていた。

ところが半年ほどが過ぎた頃、再びその企業家に話を聞くと、ほとんどがコロナ前に戻ってしまったという。中国では今でも感染が時々確認されているが、大半は海外からの来訪者で、国内での感染は抑止できているといっていい。多くの人にとってはコロナ前の暮らしが戻ってきた。それに伴って、衛生に関する意識も元の木阿弥になったのだとか。

「喉元過ぎれば熱さを忘れる」のは個々の国民だけではないようだ。前述の野味禁止の大号令もどこまで実施されるのかは不透明なままだ。先述の玉林犬肉祭りは２０２０年も21年も、いつもどおりに開催されたという。明らかに違法行為だが、法律があっても本当に運用されるかどうか、わからないのが中国である。大事件が起きれば、それに対応して何かを禁止したり対策したりすることはできる。だが、そうした変化はあくまで一時的なもので長続きさせることができないのだ。

これこそ中国の課題だ。本書では中国がいかにして新型コロナウイルスの流行を抑え込んだのかを語ってきた。そこで力を発揮したのは大々的な統制だ。人口５８００万人の湖北省を封鎖し外部との交流を断つという史上空前の隔離を実施したほか、中国全土で休校、商業活動の停止、移動自粛を徹底する。14億の民を統制することで中国はコロナを見事に抑え込んだ。今後の再流行の可能性は否定できないが、ひとまずは評価できるだろう。原稿執筆時点で新型コロナウイルスの世界累計感染者数は2億４０００万人を超えた。そのうち中国は9万人あまりに過ぎない。後世の歴史ではアメリカや欧州、インドなど中国以外で流行した病気と語られても不思議ではない。

習近平というトップが決断すれば、14億の民を自在に動かせる、その独裁体制の力には驚かされる。だが、５８００万人の隔離を成功させる一方で、ＳＡＲＳや新型コロナウイルス感染症の要因となりうるゲテモノ食の禁止すらろくにできないのはなぜなのか？

中国は人治の国だ。それは末端では人間関係が何よりもものを言う世界として表出し、国家レベルではトップの意思ですべてが変わることを意味する。文化大革命が象徴的だが、政治が音頭をとることで国中が大きく動き、人民革命的な大動員をも可能にするのは、まさに人治があるゆえだ。しかし、強すぎる人治は、一貫した法律やルールの運用を困難にし、法治を後退させる。天安門事件へとつながる学生運動ではまさにこの点が問題視され、「人治から法治へ」というスローガンが掲げられたのはあまりにも有名だ。30年あまりがすぎた今も、人治の弊害をいかに克服するかは課題として残されている。

人治の弊害をデジタルで補完

既存の先進国は法治国家の構築に長い時間をかけて取り組んできたわけだが、中国は別のアプローチで挑もうとしている。それがデジタル技術の活用だ。今、「社会信用システム」と呼ばれる制度作りが進んでいる。多岐にわたる内容を含んでいるが、その中核にあるのはすべての国民、すべての法人に関する違法行為や奨励すべき行いをデータベース化し、デジタルで管理することにある。人治の世界では法が定められても執行されない、あるいは情状酌量によって機能しないことが多々あるが、コンピューターが管理するようになれば、人々がどのような悪事善事を行ったかは透明化される。たとえば社会信用システムに野味が記録されれば、その記録が抹消されるまでの一定期間は、名前が公表されるなどの社会的制裁を受ける。

これはたんなる喩え話ではなく、野味と社会信用システムの連携はすでに始まろうとしている。湖北省では3月5日に野味禁止の省令を施行したが、その第10条には「規制に違反して行政処罰を受けた場合には、政府関係部局はその違法行為の情報を社会信用情報サービスプラットフォームに収録し、法に基づいた懲戒を行う」との条文が盛り込まれた。違法行為に関する記録はデジタル化されることで、簡単に照会でき、しかも他のデータベースと照合することも容易だ。ある人物がどんな問題行為でデータベースに載っているのかは調べればあっという間にわかる。

ここまででも十分SF小説のような話だが、中国政府はさらにその先をめざしている。「予測メカニズムの構築によって、萌芽の段階でリスクを発見せよ」

2019年7月に公布された社会信用システムの建設加速に関する指導意見では、各種のデータベースを統合するだけではなく、そのビッグデータをAIで分析し、リスクを予測するよう求めている。膨大な情報からAIは人間には気づかぬ関連性を発見し、高い精度で予測することができる。証券市場から電力設備の故障、あるいは地域ごとの犯罪発生率などさまざまな分野で活用が進められている技術だが、社会信用システムで収集したデータにこの技術を適用しようというのだ。

まだ取り組みが始まったばかりで具体的な実績があるわけではないが、デジタル技術が法治の不足を補うツールとして期待されている。コロナ対策において、中国はデジタル技術を使うことで対策の精度を高め、人々の動きにエラーが起きぬように取り組んだ。さらに進んで、人治の克服にまで進むのだろうか。

ゼロサーチの世界

規則を破って、野味を行う者をＡＩで予測する。果たしてそうした取り組みが未来においても技術的に可能なのか、人々が納得して受け入れられるのか、現時点で予測することは難しい。

しかしながら、コロナ対策でそうであったように、人々の動きをＡＩとデータが確認し、エラーや不正がないように監視するという動きが今後強まっていくことは間違いない。

すでにこうした分野では中国には多くの取り組みがある。たとえばＡＩ監視カメラの活用だ。上海市の観光地・外灘では２０１４年の旧暦大みそかに花火を見るために集まった群衆が将棋倒しを起こし、36人が死亡する大惨事となった。その後、外灘に導入されたＡＩ監視カメラはこの場所に集まった人間の数を自動的に集計し、一定数を超えると近隣の派出所にアラートを出すという仕組みを導入した。

前章でも触れたが、新疆ウイグル自治区では人民公園に「独立旗検出ＡＩ監視カメラ」を設置したという。東トルキスタン旗を振って新疆の独立をアピールする人間が出た時、確実に逮捕できるようにしたシステムで、動作検出ＡＩによって、旗を振るという動作を行った人間が検出可能だという。検出されると、やはりアラートが鳴って警官が出動することになる。

ある展示会で見たソリューションはなかなか手の込んだもので、無許可営業の屋台を見つけると、店主の携帯電話に警告のショートメールを送信。それでも従わなければ、裁判所に強制執行の申請を自動で送り、許可されると近隣の都市管理局隊員に出動を自動で要請するという仕組みだった。サンプルソリューションとしての展示であり、実際に導入されたという話は管見の限りではないが、ＡＩとビッグデータによって人間が動くという社会が強く想定されている。

ファーウェイの報告書「グローバル・インダストリー・ビジョン」は、２０２５年に実現する未来的技術が列挙されている。その一つがゼロサーチだ。検索をはじめ、人間が能動的なアクションを起こさなくとも、コンピューターが自律的に判断して、欲しいものを予約してくれる、日程を組んでくれる、交通手段を予約してくれるといったことが可能になるという。コンピューターの秘書が何から何まで段取りをしてくれ、面倒を見てくれるというのはSF小説の夢だ。

実際、人間の能動的な判断を不要とするようなサービスは増え続けている。たとえば日本でも人気の動画アプリ「ティックトック」の強みはリコメンドだ。従来の動画サービスは何を見たいのかをユーザーが選ぶことが前提に作られていたが、ティックトックでは基本的にユーザーは画面をスワイプするだけ。アルゴリズムによって判断された、好みの動画が次から次に送られてくる。気に入った動画に「いいね」ボタンを押し、気に入らなければスワイプして次の動画に移る。受け身の視聴を続けているだけでも、ティックトックはどんどんユーザーの嗜好を理解し、好みの動画を送り続ける精度を高めていく。ユーチューブなど米国のサービスも対抗して同様の嗜好を理解するリコメンドを導入しているが、ティックトックほど徹底した取り組みはない。今や年間ダウンロード数は世界一、中国のみならず欧州や米国でもユーチューブを上回る視聴時間を得ているが、検索よりもリコメンドに特化したことが受け入れられている。

自分が選ぶのではなく、おすすめのものを購入する。動画だけではなく、ショッピングの世界でもこれを実現したのがECサービスのピンドゥオドゥオ（拼多多）だ。創業数年で利用者数はアリババを上回った驚異の新興企業だが、このサービスの作りは従来のネットモールとはまったく異なっている。アリババ、あるいはアマゾンや楽天というショッピングモールは自社のサイトに多くのユーザーを集めて、そこで検索してもらい、欲しいものを選んで購入してもらうという流れを想定している。

一方のピンドゥオドゥオは自らのプラットフォームに人を集めることを目的とはしていない。外部のソーシャルメディア、あるいは口コミという友人知人のおすすめを通じて、一緒に買うことを推奨する、あるいはピンドゥオドゥオを訪問した後にアルゴリズムによるリコメンドを通じて購入させる。検索という能動的な判断が不要な仕組みだ。

アマゾンなど他のサイトにもリコメンド機能はあるが、これは「今まで購入した商品の履歴から次のオススメ商品を推薦」するというアルゴリズムであり、洗濯機を買ったら、その後しばらくはえんえんと別の洗濯機をオススメされるというような困ったことも繰り返される。ティックトックやピンドゥオドゥオは個々の人間の関心（インタレスト）を把握してリコメンドすることに特化している。

人間が主体的に動かなくても、アルゴリズムが人間の関心を把握して、先回りして選択肢を提供する。動画閲覧やネットショッピングという限定的な領域であるとはいえ、ゼロサーチの試みはすでに現実のものとなりつつある。

若い世代と古い世代

アルゴリズムは人治を克服できるのか。このテーマは、あまりにも急激すぎる成長という中国の、ある意味贅沢な悩みにも由来している。

福澤諭吉は『文明論之概略』において、「一身《いっしん》にして二生《にしょう》を経る」と述懐している。明治維新前後でがらりと変わった人生を振り返ったわけだが、福澤ならずとも当時の日本人は同じ体験を味わったのではないか。

そして、中国の人々もまた「二生を経る」体験をしている人が多い。文化大革命の終結から市場経済へ、世界の最貧国から世界第二の経済体へ、技術を持たない途上国から世界をリードするデジタル大国へ。中国はこの40年間で世界が転覆するような変化を遂げた。

これほどの急激な変化に人はついていけるのだろうか。社会の激変を踏み台に、考えられないような成功を成し遂げた人は多い。しがない工場労働者が、学校の用務員が、国有企業の労働者が、何百億円何千億円という資産を持つ大富豪になりあがった。そうしたレアケースを引っ張り出さずとも、社会が豊かになるにつれ、その果実を享受している人は少なくない。

しかしながら、激変についていけない人も多数いる。14億人の中国社会は広大だ。天を突く摩天楼に住む人と、その日の食事にもこと欠く人々が共存している。

しかも、中国社会の変化はいまだに止まっていない。中国経済は成長エンジンの柱として新型都市化、都市改造を掲げている。前者は地方にも中核都市を作り、農村に住んでいた人々を都市に移住させようとする試みだ。現在、中国の都市化率は60%程度だが、これを先進国水準の80%にひきあげようとすれば、14億人の2割、約2億8000万人が農村から都市へという別世界の生活を送らなければならない。

彼らは別世界の生活に慣れることができるのだろうか？　人はどのようにして別世界の生活を覚えるのだろうか？

一つの答えは啓蒙だろう。日本をはじめ、先進国は長い時間をかけて、国民を教育してきた。中国もまた同じ取り組みをしている。このスピードも急で、若い世代と古い世代には感覚に大きな違いが生まれている。北京や上海の高層オフィスビルで働いているサラリーマンが、故郷に戻るとれんが造りのボロ家で両親と再会する。そんな異世界が交わるかのような光景があるのだ。

若い世代は教育、啓蒙によって問題は解決されるのかもしれないが、既存の世代にはその恩恵を得るのは難しい。しかも、デジタル化や情報化の波は新しい常識やルールを大きく塗り替えていく。中国で極度に発展したモバイル・インターネットの世界は使いこなせば非常に便利だが、古い世代のなかにはどうしても学べない者もいる。このあたりの事情は日本も中国もさほど変わりがあるわけではない。

摩天楼と城中村

さて、そんな時にどうするのか？　啓蒙が追いつかない時にどうするのか？

本書でここまで紹介してきた中国のコロナ対策、それは動員の力によって対処するとともに、人々の動きをアルゴリズムとデータによって確認し、エラーを防止しようとする試みであった。私がそこに感じるのは人間をサポートする明るい未来というよりも、啓蒙の力で間に合わない社会統制をいかに行うかという世界である。コロナ対策の成功に力づけられて、中国は今後この路線をさらに突き進むのではないか。

そう考えるのは山東省威海市栄成市での経験からだ。前著『幸福な監視国家・中国』執筆のため、地方政府による信用スコアの先進事例とされている同地を訪れた。そこで見たのは農村が都市に飲み込まれていく最前線だ。

写真の手前の平屋がもともとの農村の住宅（城中村）だが、市街地の拡大に伴い、取り壊しが決まっている。ここに住んでいた農民たちが今後移り住むことになるのが後ろに建っている高層マンションだ。マンションの入口はＡＩ監視カメラが設置されており、顔認証や車のナンバープレート認証によって、入口のゲートが開閉する作りになっている。敷地内にはＥＶ（電気自動車）用の充電ポートも用意されているなど最新の作りだ。つい先日まで土色のれんが造りの家に住んでいた人々がこのマンションに移り住んでいく。周囲はまだ畑が多いが、今後開発が進んでいけば似たような高層マンションが次々と建っていき、数年後にはかつては畑があったことなど想像もできないような、普通の都市になるかもしれない。果たして、人はこの変化に適応できるのだろうか。

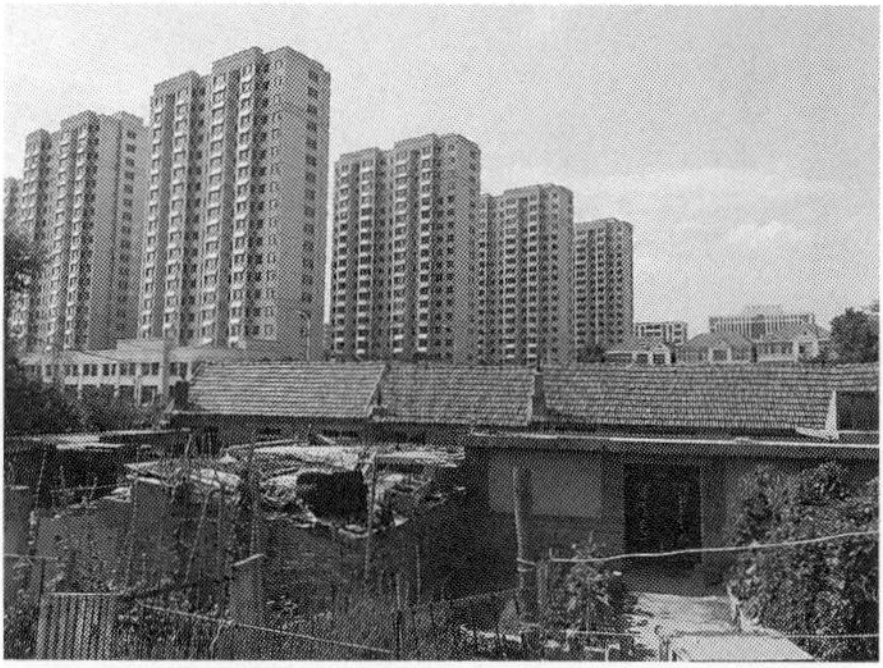
マンションと城中村（山東省）

適応できない人々に政府が苦慮している。栄成市の信用スコアのルールを見ていくと、はっきりとわかった。

「道路で穀物を乾かしたらマイナス5点」

「紙銭（死者を弔うために燃やす、紙で作られた葬具用のお札）や広告をばらまいたらマイナス5点」

「お墓参りで紙銭を燃やしたり爆竹を鳴らしたりした場合にはマイナス20点」

「新たに作った墓の面積と深さが基準を超えていたらマイナス100点」

「派手すぎる結婚式はマイナス10点」

都市生活に統合された人々が、今までどおりの常識で生きようとした時、何と衝突するのかがはっきりと浮かび上がる。信用スコアによって人々の行動を誘導し、都市生活に順応させたいというわけだ。

これは中国ならではの悩みなのだろうか。法哲学を専門とする大屋雄裕・慶應義塾大学教授は信用スコアに関する私の取材に次のように答えている。

信用スコアは見知らぬ他者との間でも安心して商取引や契約関係を成り立たせるために生まれたシステムだ。なぜ近代国家において、こうした信用スコアシステムが登場しているのか。それは「基本的信頼」を保証する政府機能が弱っているからだ。基本的信頼とは「すれ違う人が急に自分に加害してくることはない」といったことを指す。

政府機能が弱った原因には、グローバリゼーションの進展で、近代国家の社会にこれまでとは別の価値観や文化を持った人々が大量に流入していることがある。また、Eコマースが普及するなどデジタルエコノミーが浸透したことで、かつての顔の見える商取引、ビジネスだけでなく、見知らぬ人との取引が格段に増えた。よって信用スコアのような、新たな他者の信頼度をはかる指標が受け入れられている。

今後、信用スコアは「道徳的に正しい行為をした人を優遇する」というよりも「商慣行や倫理から見れば間違っている行為をした人のスコアを下げる」方向性に進むだろう。なぜなら、どういう行動が正しいことかについては人によって議論が分かれる。しかし、「ノーショー（無断キャンセル）はだめだ」「借りたものを傷つけるのはだめだ」など、何が「契約行為を行う際に望ましくないか」についての道徳的直感の多くは共有されているからだ。このようなシステムは、他者を裏切るつもりのない善良な個人に快適な生活をもたらすことになる。

このインタビューは先進国においてなぜ信用スコアが必要とされるかを念頭においたもので、21世紀の今、近代国家が揺らぎつつあるという現状認識に立脚している。近代国家は異質な他者を排除し、人々が同じルールを共有できるよう啓蒙することで均質化した社会を実現したが、どこへ向かおうとしているのだろうか。

今や日本は均質な民族国家から変わりつつある。少なくとも都市部においては外国人の労働力抜きで社会生活は成り立たないレベルにあるだろう。それと同時に外国人との文化的あつれきが生まれ、「ゴミ捨ての仕方を理解してもらえない」といったことから始まり、「エスニックなあまりにもいい匂いのする料理を毎晩隣家で作られるのはちょっと」という悩みがあり、「とりたてて困ったことはないけれども言葉が通じない人が隣家にいる」、という不安があり……という現状がある。いや、問題は国籍だけではなく、ライフスタイルやキャリアの多様化は共通の文化を持たない人々の間に壁を作り出す。都市に飲み込まれた、中国の農民のように、だ。

中国がデジタルの力で、人々を監視し、行動を誘導し、この隙間を埋めていく。その手法を日本に取り入れるべきかと言われれば、私は躊躇する。だが、他にどのような方法があるのだろうか。少なくとも、現時点で日本は徒手空拳の無策であるかのように思える。

デジタル化への躊躇

デジタルに導かれる生活、中国の人々はこれをどう受け止めているのか。

人気女性作家の蔣方舟《ジャンファンジョウ》は、2020年7月放送のNHKスペシャル「巨龍・中国が変えゆく世界　〝ポストコロナ〟を迎える市民は」に出演。外出自粛やアプリによる行動記録などパンデミック前には考えもしなかったような制度が次々と導入され、かつそれに人々がすんなりと従っていることに驚いたと語った。デジタルで導かれる生活に向かって躊躇することなく猛進しているかに見える中国社会だが、「パンデミックに対抗するため」という錦の御旗を得て、一気に進展し、かつ人々が抵抗することなくすんなりと受け入れたことに危惧を呈したわけだ。そのうえで、どのような制度がいいのかは本来熟慮が必要であり、疫病流行時に慌てて考えるものではないと釘を刺している。

蔣は2015年12月から約1年間、国際交流基金に招聘されて日本に滞在していた。私はその際に一度、話をする機会があったが、広大な中国において、都市と地方の格差、とりわけ教育や文化の格差が大きいことが話題になったことを覚えている。彼女は湖北省襄樊市という地方都市の出身で、名門・清華大学に入学し、その後は北京を拠点としている。中国の地方と大都市、その双方に住んだ彼女の目には文化的格差は大きく映り、そしてコロナ対策において、デジタルの力でそうした人々の違いを強力にコントロールすることへの違和感を覚えたのではないか。

なお、蔣は以前に国際交流基金に招聘されていたことを理由に、2021年にネットで猛批判を浴びた。国際交流基金が招聘者リストを公開したところ、「漢奸（売国奴）リスト」だと批判されたのだ。前年出演したNHKの番組まで蒸し返され、中国のコロナ対策をおとしめるもので、中国を侮蔑していると叩かれた。

蔣の発言は炎上したとはいえ、一方でデジタルに導かれる生活に対し、違和感を持つ人が増えていることも事実だ。2020年9月、雑誌『人物』の記事「デリバリー配送員はシステムに閉じ込められている」との記事が話題となった。

「また、2分間がシステムから消えた」

この印象的な書き出しから始まる記事は、レストランからのデリバリーを受け持つ配送員について取りあげたものだ。配送員はスマートフォンからの発注指示に従って、レストランに行き、料理を受け取って、消費者のもとに届ける。その際に規定の時間が定められており、遅延すれば評価の低下や罰金といった罰則がある。問題は規定の配送時間が次第に短縮されていることだ。ある配送員によると、デリバリー大手・メイトゥアンの配送時間は２０１６年時点では３キロメートルで１時間とされていたが、18年には38分にまで短縮されていたという。

この時間短縮はＡＩによってもたらされたものだと、メイトゥアンは発表している。「リアルタイムスマート配送システム」、通称「超脳」と呼ばれる同社独自開発のＡＩによって配送の効率化を実現したのだ、と。

一方、スマートフォンの指示に従って動く配送員からすると、仕事に慣れて効率のいい動きを覚えたところで、その分の時間が短縮され、常に必死で動き続けなければならない状況に置かれているとの絶望を意味する。ちょっとした工夫で済む話だけではなく、信号無視などの危険な交通違反を、配送員に自主的に強いるものだという。

この記事が一般の市民の間にも大きな反響を呼んだのは、配送員のみならず、自分たちもスマートフォンに指図される生活に置かれているとの共感からだろう。

先に述べたとおり、中国ＩＴ企業は消費者の潜在的なニーズと関心を読み取ったリコメンドを試み、どんどん精緻化させている。デリバリー配送員がシステムの奴隷となっている一方で、注文する消費者の側もいつ、何を頼むかについては、アルゴリズムのリコメンドを頼りにしている。

アルゴリズムへの規制強化

肥大化する民間IT企業の実力を警戒する中国政府も、このアルゴリズムに関する規制へと乗りだしている。一つのキーワードとなっているのが「大数据殺熟」（ビッグデータによる常連客殺し）。商品販売時にすべての顧客に同一の価格を提示するのではなく、一人一人の顧客に特別の価格を提示することをパーソナルプライシングと呼ぶが、ビッグデータの分析により、ある顧客がこの商品にいくら支払えるかを読み取り、支払える限界までつり上げた価格を表示する。こうした手法が広く使われていたとの懸念が広がっている。「ネットショッピングをしようとサイトを開いたが、新しいスマートフォンで見た時と、何度も買い物し会員登録しているスマートフォンで見た時と価格が違った。後者の値段が高かったのだ」といった話が注目を集めているのだ。本当にやっているのか、明らかな証拠はないが、中国政府は「大数据殺熟」を禁止する方針を打ち出した。

デリバリー配送員の管理とネットショッピングの二重価格、この二つの問題は通底している。ある個人がもっと働ける、もっと支払えるという余地があることをアルゴリズムが正確に把握し、労働者や消費者の利得を奪おうというのだ。この流れを突き詰めていけば、経済は究極的に効率化されるが、人々からはゆとりが失われてしまう。これを危惧した中国政府は歯止めをかけようとしている。2021年9月に「インターネット情報サービスアルゴリズム・リコメンド管理規定」（パブリックコメント稿）が公表された。アルゴリズムの透明性を向上させること、人々が閲覧する情報やコメントの誘導をしてはならないことなどが規定されているほか、ユーザーが望んだ場合、パーソナル化されたアルゴリズムの提供を停止することも盛り込まれている。

スマートフォンの画面をスワイプしているだけで無限に時間が消費できる、世界で流行するアプリ「ティックトック」を提供するバイトダンスも、パーソナル・リコメンドを停止する設定を追加した。

また、これまでは野放図に使われていた顔認証などのAIカメラについても規制が始まり、利用にあたってはユーザーの同意を取ることが必要となった。2021年3月の国際消費者デーに放送された、国営テレビ局CCTV（中国中央電視台）の特別番組では、顔認証カメラを使った顧客管理が取りあげられた。ある顧客がその店舗を何回訪問しているのか、過去に何を買ったのか、他の店舗を訪問していないのか、顔認証を使って顧客を特定することで、店員はそうしたデータを把握できるという。会員証を使わずとも、顔を見せるだけで精緻な顧客管理が可能になる仕組みだが、こうしたシステムの導入を顧客に通達していなかったことが問題視された。中国では顔認証を使った顧客管理は広く普及しているが、規制のメスが入った。

これまで企業のデータ活用がフリーハンドで行われていた中国だが、今後は規制が強まっていくことになる。

ただし、それはあくまで企業の話であり、コロナ対策で見られたように、政府によるデータ利用は制限される気配はない。前述の「インターネット情報サービスアルゴリズム・リコメンド管理規定」にしても、企業の利用については制限が課されている一方で、「アルゴリズム・リコメンドサービスの提供者は主流価値（中国共産党が提唱する価値観）の動向を堅持し、アルゴリズム・リコメンドのメカニズムを改善せよ。積極的に正能量を伝播し、アルゴリズム応用を善へと向かわせなければならない」との条項が盛り込まれている。

日本の道

中国のコロナ対策を日本は見習うべきか。そのすべてを受け入れるのは御免こうむりたいという人が多いであろうし、そもそも日本と中国は社会から文化、歴史まで何から何まで違うので、そもそもコピーすることは不可能だろう。それでも、デジタルの力によってパンデミックを防いで日常を取り戻すことができるのならば……という誘惑はあるだろう。また、日本社会も変化を遂げていくなかで、基本的信用が失われていく時代にあって、中国的な手法がオルタナティブになるとの期待もある。

そこで課題となるのが、デジタルの力を借りつつも、いかに権力の暴走を止めるか、だ。権力の暴走という点でも、中国は「先進国」だ。国際人権団体ヒューマン・ライツ・ウォッチは19年に「新疆で稼働する大規模な監視システム」と題した報告書を発表した。海外在住の親族はいないか、ファイル交換ソフトを使用していないか、出国歴はあるかといった複数のデータを統合することで、「危険思想予備軍」を選び出し、予防的に拘束していると指摘した。すでに100万人を超えるウイグル族住民が収容施設に拘束されるなど、デジタル技術が人権侵害のツールとして活用されている。

データの統合と活用にメリットがあるとしても、権力の暴走というデメリットをいかに防ぐのかが問われている。

「データの統合を認めつつも、問題がある手法をとっていないかを、事後的にチェックしていく制度をセットにすることが必要になる」と大屋教授は指摘する。データの統合ができないような仕組み作りによって悪用（善用もだが）できないようにするのがこれまでの日本だった。今後は監視の目を光らせながらも運用を認めていく形へと、政府と社会の関係性を変えなければならないと説く。

政府に権力を与えた場合でも、過剰な人権の制限や国家の暴走を許さないよう、事後的にコントロールできるか。この点について、日本人の多くは自信を持っていないようだ。

ギャラップ・インターナショナル・アソシエーションが２０２０年4月、世界18ヵ国の人を対象に実施した国際世論調査がある。「ウイルスの拡散防止に役立つならば、自分の人権をある程度犠牲にしてもかまわない」という設問に、「そう思う」と回答した比率は、日本は最低の40％。先進民主主義国でもアメリカは68％、ドイツは89％と大きくかけ離れている。

「個人情報が取られるのは〝なんとなく〟怖いという不安が忌避感につながっている」

私と共著で『幸福な監視国家・中国』を執筆した、梶谷懐・神戸大学教授は、茫漠とした不安では監視社会化の歯止めとしては脆弱だと危惧する。

そもそも、先進国で監視社会化抑止のよりどころとなっていた人権やプライバシーといった理念は、生存が保障された状況でより良き社会をめざすための主張であり、コロナのような命そのものが脅かされる状況では分が悪い。

梶谷教授は「中国の成功を見れば、日本を含む西側諸国の市民が、〝民主的〟に監視社会化を望むようになるまで、あと一歩だろう」と指摘し、データの収集と統合は不可避の趨勢だとしても、同時に、市民の積極的な関与などの抑止的手段を組み込む必要があると警告する。

日本のデジタル行政改革が始まろうとしているが、中国型の監視社会とは異なる道を歩むために何をなすべきかが問われている。

あとがき

中国の監視社会化が急速に進んでいる。各種報道によって、この事実は人々の共通認識になりつつある。だが、「中国共産党はなぜ監視社会を構築しようとしているのか?」という問いに答えることは案外難しい。

中国共産党による一党支配を継続するため、という答えではおそらく不十分であろう。本書で描いてきたとおり、中国の監視社会化はさまざまな分野にまで及ぶ。人民にゲテモノ食をやめさせる、大げさでまぎらわしい広告を取り締まるといった、およそ独裁統治との関連が不明なものにまで……。スマートフォンを片手に街の津々浦々に目を光らす網格(グリッド)巡視員は、不審者の通報だけではなく、街灯が壊れていないか、一人暮らしの老人が無事かを調べるといった、独裁とはほど遠い仕事も多くこなす。

ならば、監視社会によって何を達成しようとしているのか? その答えは「爆速で変化する、14億人の社会に新たな秩序をもたらすため」というのが私の結論だ。

これは梶谷懐氏との共著である『幸福な監視国家・中国』から通底する問題意識だが、監視社会化が中国社会を、そして人々の意識をどのように変えたのかは、コロナ対策においてはっきりと明らかになった。

デジタル技術による監視社会化はなにも中国だけの問題ではない。監視社会という言葉を使うか使わないかは別としても、今後、日本をはじめとする先進国でもデジタル技術の活用によって社会秩序のあり方を再編しようとする試みは進むだろう。その際に中国で何が起きていたのか、何が問題となったのかを、草の根の視点で描く本書が議論の助けとなれば、これに勝る喜びはない。

本書は『中央公論』2020年7月号から11月号にかけて掲載された連載「疫病と健康の中国現代史」を大幅に加筆、修正したほか、『文藝春秋』2020年4月号（「中国現地ルポ『経済大崩壊』が日本を襲う」）、『ニューズウィーク日本版』2021年4月20日号（「コロナに勝った『デジタル』の正体」）、『VOICE』2021年8月号（「監視大国で進む『見えない思想統制』」）に掲載した拙稿を改稿したものである。新型コロナウイルス感染症流行から約2年にわたり、この問題を追い続ける機会を与えていただいたことに感謝したい。

本書は難産であった。日々更新される膨大な情報を、どう料理すべきかを呻吟する日々が続いた。進むべき道を見いだすきっかけとなったのは、友人である伊藤亜聖先生との議論であった。また、編集者の黒田剛史氏、胡逸高氏、工藤尚彦氏の励ましがなければ本書は完成にいたらなかったであろう。お力添えいただいた皆様に改めて御礼を申し上げたい。

高口康太

2021年10月18日

ラクレとは…la clef=フランス語で「鍵」の意味です。
情報が氾濫するいま、時代を読み解き指針を示す
「知識の鍵」を提供します。

中公新書ラクレ
748

中国《ちゅうごく》「コロナ封《ふう》じ」の虚実《きょじつ》

デジタル監視《かんし》は14億人《おくにん》を統制《とうせい》できるか

2021年12月10日発行

著者……高口康太《たかぐちこうた》

発行者……松田陽三
発行所……中央公論新社
〒100-8152 東京都千代田区大手町 1-7-1
電話……販売 03-5299-1730　編集 03-5299-1870
URL http://www.chuko.co.jp/

本文印刷……三晃印刷
カバー印刷……大熊整美堂
製本……小泉製本

Published by CHUOKORON-SHINSHA, INC.
Printed in Japan ISBN978-4-12-150748-8 C1236

中公新書ラクレ　好評既刊

L715
自由の限界
――世界の知性21人が問う国家と民主主義
鶴原徹也 編

エマニュエル・トッド、ジャック・アタリ、マルクス・ガブリエル、マハティール・モハマド、ユヴァル・ノア・ハラリ……。彼らは世界の激動をどう見るか。二〇一五年のシャルリー・エブド事件から「イスラム国」とアメリカ、イギリスのEU離脱、トランプ米大統領と米中対立、そして二〇二〇年のコロナ禍まで、具体的な出来事を軸とした三八本のインタビューを集成。人類はどこへ向かおうとしているのか。世界の「今」と「未来」が見えてくる。

L716
現代中国の秘密結社
――マフィア、政党、カルトの興亡史
安田峰俊 著

天安門事件、香港デモ、新型コロナ流行、薄熙来事件、アリババ台頭、孔子学院――。激動する国家に蠢く「秘密結社」を知らないで、どうやって現代中国がわかるのか？　清朝に起源を持つチャイニーズ・フリーメーソン「洪門」、中国共産党の対外工作を担う「中国致公党」、カルト認定された最大の反共組織「法輪功」。大宅壮一ノンフィクション賞作家が、結社の行う「中国の壊し方」と「天下の取り方」に迫り、彼らの奇怪な興亡史を鮮やかに描き出す。

L737
分断のニッポン史
――ありえたかもしれない敗戦後論
赤上裕幸 著

災害、感染症、格差……いま各所で「分断」が叫ばれる。だが歴史を遡ると、敗戦直後には国が分割される恐れが実際にあり、分断統治や架空戦記を描いた小説・マンガが人気を博してきた。欧米ではこうした「歴史のif＝反実仮想」の歴史学は重要な研究として認知されてきたが、本書は国内の研究では数少ない試みである。さらに震災等による列島分断を描いた未来小説も検証。最悪のシナリオを描いた作品群から、危機克服のヒントを学ぶ。